Handboek Enteralia

Verantwoording

De bedoeling van dit handboek is om een richtlijn te geven voor de verwerking van orale medicatie. De auteurs en uitgever zijn niet verantwoordelijk voor eventuele onjuistheden die in het Handboek Enteralia mochten voorkomen.

Dit handboek is met de grootst mogelijke zorgvuldigheid samengesteld; desondanks is het mogelijk dat er fouten in de tekst aanwezig zijn. De afdeling Klinische farmacie van de Isala klinieken ontvangt daarom graag reacties op dit handboek. Mail uw op- of aanmerkingen en eventuele voorstellen ter verbetering naar handboekenteralia@isala.nl. Het kan natuurlijk ook schriftelijk. Een formulier hiervoor is achterin het handboek opgenomen.

Handboek Enteralia

Het toedienen van orale geneesmiddelen aan patiënten met een sonde of slikklachten

4e druk

Thea Heijenbrok-van Herpen
Wobbe Hospes

Bohn Stafleu van Loghum
Houten 2009

© Bohn Stafleu van Loghum, 2009, onderdeel van Springer Uitgeverij, Houten
Alle rechten voorbehouden. Niets uit deze uitgave mag worden verveelvoudigd, opgeslagen in een geautomatiseerd gegevensbestand, of openbaar gemaakt, in enige vorm of op enige wijze, hetzij elektronisch, mechanisch, door fotokopieën of opnamen, hetzij op enige andere manier, zonder voorafgaande schriftelijke toestemming van de uitgever.

Voor zover het maken van kopieën uit deze uitgave is toegestaan op grond van artikel 16b Auteurswet 1912 j° het Besluit van 20 juni 1974, Stb. 351, zoals gewijzigd bij het Besluit van 23 augustus 1985, Stb. 471 en artikel 17 Auteurswet 1912, dient men de daarvoor wettelijk verschuldigde vergoedingen te voldoen aan de Stichting Reprorecht (Postbus 3051, 2130 KB Hoofddorp). Voor het overnemen van (een) gedeelte(n) uit deze uitgave in bloemlezingen, readers en andere compilatiewerken (artikel 16 Auteurswet 1912) dient men zich tot de uitgever te wenden.

Samensteller(s) en uitgever zijn zich volledig bewust van hun taak een betrouwbare uitgave te verzorgen. Niettemin kunnen zij geen aansprakelijkheid aanvaarden voor drukfouten en andere onjuistheden die eventueel in deze uitgave voorkomen.

ISBN 978 90 313 6106 9
NUR 862, 879

Ontwerp omslag/binnenwerk:
Boekhorst Design, Culemborg
Gebaseerd op het ontwerp van:
Yvonne Bouwmeester
& Mark Monsma, Zwolle

Bohn Stafleu van Loghum
Het Spoor 2
Postbus 246
3990 GA Houten
www.bsl.nl

Inhoudsopgave

Voorwoord	7
Met dank aan	9
Belangrijkste punten	10
Beslismodel	12
1 Inleiding	**15**
1.1 Sondevoeding	15
1.2 Keuze van de sonde	16
1.3 Geneesmiddelvorm	17
1.3.1 Gewone tabletten	18
1.3.2 Gewone capsules	19
1.3.3 Vloeibare toedieningsvorm	19
1.3.4 Gereguleerde afgifte	20
1.3.5 Maagsap-resistente coating	20
1.4 Het geneesmiddel zelf	21
1.4.1 Risicovolle stoffen	21
1.4.2 Reproductietoxische stoffen	22
1.4.3 Kankerverwekkende en mutagene stoffen	23
1.4.4 Sensibiliserende stoffen	23
1.4.5 Slechte smaak	24
1.4.6 Gastro-intestinale bijwerkingen	24
1.4.7 Onverenigbaar met voeding	24
1.4.8 NSAID's (ibuprofen, diclofenac, acetylsalicylzuur, etc.)	24
1.5 Invloed van voedsel	25
1.6 Het toedientijdstip in relatie tot de maaltijd	26
1.6.1 Tijdens de maaltijd innemen	26
1.6.2 Op lege / nuchtere maag innemen	26
1.6.3 Niet tegelijkertijd toedienen met voeding	27
1.7 Geneesmiddelen per sonde	27
1.7.1 Een deel van de orale route wordt overgeslagen	27

Inhoudsopgave

1.7.2	Beïnvloeding van de stabiliteit van de voeding en/of het geneesmiddel	28
1.7.3	Verstopping van de sonde	28
1.7.3.1	Klontvorming	28
1.7.3.2	Deeltjesgrootte	28
1.7.3.3	Viscositeit van de vloeistof	29
1.7.3.4	Interne diameter van de sonde	29
1.7.3.5	Doorspoelen van de sonde	29
1.7.4	Adsorptie aan de sonde	30

1.8 Individuele bereidingen 30
1.9 Microbiologie en hygiëne 31

2. Instructies 32
2.1 Beslismodel 32
2.2 Voor Toediening Gereed Maken (VTGM) 35
    2.2.1 Methode A: met handwarm water 36
    2.2.2 Methode B: met warm water 37
    2.2.3 Methode C: met tablettenvermaler (Pill mill) 38
    2.2.4 Methode D: suspensie maken (MUPS) 39
    2.2.5 Methode E: openen harde capsules 40
    2.2.6 Methode F: Verdunnen, vloeibare orale geneesmiddelen 41
    2.2.7 Methode G: Bruistabletten 42
    2.2.8 Methode H: Injectievloeistoffen en poeder voor injectie 43
2.3 Toedienen via de sonde 45

3. Enteralialijst 46
3.1 Beschrijvingen enteralia 47

4. Literatuurlijst 155

5. Synoniemenlijst 156

Voorwoord

Het komt in de zorg regelmatig voor dat patiënten orale medicatie niet meer goed kunnen innemen. Patiënten met deze problemen verblijven vaak in verzorgings-, verpleeg- of ziekenhuizen. Ook in de thuissituatie kan het voorkomen dat patiënten gevoed worden via een sonde of slikklachten hebben. Het is voor deze groep patiënten moeilijk om te bepalen wat de beste manier van toedienen is.
Met de komst van de vierde druk van het "Handboek Enteralia" willen wij artsen, (voedings-)verpleegkundigen, (ziekenhuis-)apothekers en alle belanghebbenden een handvat bieden bij het doseren van orale medicatie aan bovengenoemde groep patiënten.

In eerste instantie is het van belang om alternatieve mogelijkheden te onderzoeken, zoals bijvoorbeeld het stoppen van de medicatie of het kiezen voor een andere toedieningsroute of geneesmiddel.
Als dit niet mogelijk is kan overgegaan worden op het toedienen van vloeibare vormen van orale geneesmiddelen. Indien een vloeibare toedieningsvorm niet tot de mogelijkheden behoort dan kan gekozen worden voor het verkleinen van tabletten of openen van capsules. Het grootste risico bij het toedienen van verkleinde tabletten of capsules is verstopping van de sonde.

In het eerste deel van dit handboek wordt algemene informatie gegeven over sondes en orale medicatie. Ook wordt een beslismodel ter beoordeling van medicatie via de orale route aangeboden.
Met behulp van de enteralialijst kan informatie worden gevonden over een specifiek geneesmiddel. Via gestandaardiseerde methodes worden specifieke instructies gegeven voor het klaarmaken (Voor Toediening Gereed Maken) en toedienen van de medicatie. Het is belangrijk dat precies volgens deze instructies wordt gewerkt om fouten en verstoppingen te voorkomen.

In deze vierde druk van het Handboek Enteralia is het aantal monografieën uitgebreid. Nieuw is de synoniemenlijst; hiermee wordt het zoeken naar de (generieke) (monografie) naam gemakkelijker.

Voorwoord

Bohn Stafleu van Loghum heeft opnieuw zorg gedragen voor het uitgeven van dit handboek. Handboek Enteralia is ook digitaal beschikbaar voor de PDA.

Veel gebruiksplezier toegewenst!

Januari 2009,

Thea Heijenbrok-van Herpen en Wobbe Hospes
Ziekenhuisapotheker

Met dank aan

Alle (ex-)medewerkers van de Isala Klinieken die een bijdrage hebben geleverd aan de totstandkoming van dit handboek, met name Liesbeth Bosma, Djoek Vogel, Roselle Theeuwis en Teun Bagerman.

Belangrijkste punten

Algemeen
Bekijk bij patiënten met een sonde die orale geneesmiddelen krijgen de (on)mogelijkheden zorgvuldig. Gebruik hiervoor het beslismodel en de enteralialijst.
- Voorkom het fijnmalen van tabletten en het openen van capsules zoveel mogelijk.
- Bij een andere toedieningsweg is de dosering per toediening en/of het interval vaak anders.
- Lees voor het juist toedienen van geneesmiddelen bij patiënten met een sonde, de instructie "toedienen via de sonde".

Geneesmiddelvormen
- Tabletten en capsules met gereguleerde afgifte niet fijnmalen of openen. Pas bij het omzetten naar normale tabletten de keerdosering en doseerfrequentie aan.
- Tabletten en capsules met een maagsapresistente coating niet fijnmalen of openen, tenzij toegediend via een duodenumsonde.
- Voorkom bij oraal toedienen van injectievloeistoffen verwarring met parenteraal toedienen.

Het geneesmiddel zelf
Er zijn 4 soorten risicovolle stoffen gedefinieerd:
- Reproductietoxische stoffen: fijnmalen is mogelijk, ook door zwangeren. Blootstelling zo laag mogelijk houden (maatregelen beschreven in paragraaf 1.4.1).
- Kankerverwekkende stoffen en mutagene stoffen: Blootstelling voorkomen. Fijnmalen, openen of delen is niet toegestaan.
- Sensibiliserende stoffen: Handschoenen dragen bij het verwerken.
- Stoffen met een slechte smaak: Deze kunnen gemaskeerd worden met een zoete smaak.

Invloed van voedsel
- Voedsel vertraagt de opnamesnelheid van een geneesmiddel.
- Het effect van voedsel op de beschikbaarheid van het geneesmiddel varieert. Dit is afhankelijk van de eigenschappen van het geneesmiddel.

Het toedieningstijdstip
- Inname tijdens of direct na de maaltijd voorkomt mogelijke maag-darm bezwaren.
- Inname op een lege maag is nodig indien het geneesmiddel zo snel mogelijk in de bloedbaan terecht moet komen en/of indien voedsel de opname sterk negatief beïnvloedt.
- Controleer bij een patiënt met een maagsonde voor toediening eventuele retentie in de maag.

Voorkomen verstopping van de sonde
Houd de volgende regels aan:
- Zo min mogelijk geneesmiddelen door de sonde geven.
- Geneesmiddelen niet met sondevoeding mengen. Tenzij de enteralialijst aangeeft dat dit kan.
- Tijdens toedienen van geneesmiddelen de voeding altijd stopzetten
- Viskeuze dranken verdunnen met water.
- De sonde altijd goed doorspoelen, zie voor doorspoelregels tabel 5, paragraaf 1.7.3.5.
- Volg verder de procedure "Toedienen via de sonde".

Hygiëne
- Geneesmiddelen voor door de sonde hygiënisch klaarmaken (schone handen en hulpmiddelen).
- Direct na gereedmaken toedienen, zodat geen microbiologische groei kan optreden.

Beslismodel

Beoordeling medicatie via orale route (door apotheker, arts en verpleegkundige).

Kan de patiënt het geneesmiddel langs de sonde innemen? **Ja**

Nee

Is (tijdelijk) stoppen van de orale medicatie mogelijk? **Ja**

Nee

Is er een andere toedieningsroute mogelijk? (rectaal, oromucosaal, of transdermaal, evt. parenteraal) **Ja**

Nee

Is er een farmacotherapeutisch alternatief? dat rectaal, oromucosaal, transdermaal, evt. parenteraal gegeven kan worden? **Ja**

Schrijf een recept met de (eventueel aangepaste) medicatie uit. Vermeld op het recept dat de patiënt een sonde heeft (Middels de notatie "P.S.").

Nee

Is er een vloeibare vorm voorhanden? **Ja**

Nee

Is fijnmalen van de tablet / openmaken capsule mogelijk? **Ja**

Nee

Neem contact op met de dienstdoende (ziekenhuis-)apotheker.

Op de vorige pagina wordt in het beslismodel weergegeven welke stappen men dient te nemen voordat gebruik wordt gemaakt van de enteralialijst. De monografieën in dit handboek vallen onder de laatste stap in het beslismodel. Op het moment dat er volgens het beslismodel dus geen alternatieve oplossingen kunnen worden gevonden kan men in de enteralialijst (hoofdstuk 3) naar de bewuste monografie zoeken. Kortom, eerst het beslismodel doorlopen, daarna zo nodig besluiten om de orale medicatie alsnog via de sonde toe te dienen.

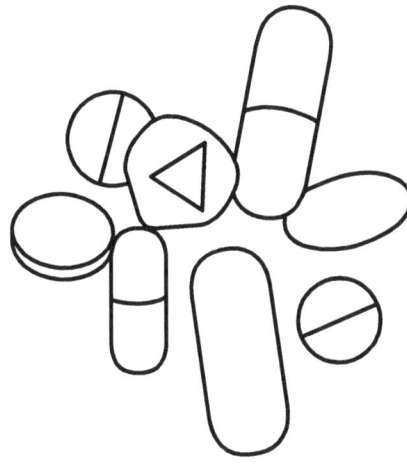

1. Inleiding

Terwijl meer dan 60% van de in Nederland beschikbare geneesmiddelen oraal gegeven wordt, krijgt de vraag hoe deze geneesmiddelen op een juiste wijze toegediend moeten worden meestal weinig aandacht. Een goed inzicht in factoren die de opname van orale geneesmiddelen en daarmee het uiteindelijke effect kunnen beïnvloeden, is hierbij van belang.

Algemeen geldt dat de orale toedieningsroute de voorkeur geniet, tenzij dit niet mogelijk is door bijvoorbeeld een slechte geestelijke toestand, verlaagd bewustzijn, een buikoperatie of kans op aspiratie.
Voornamelijk bij patiënten die sondevoeding krijgen, dienen de mogelijkheden en onmogelijkheden van orale toediening zorgvuldig bekeken te worden (zie hiervoor het beslismodel).

Door middel van een uitwerking van een aantal belangrijke thema's is geprobeerd om inzicht te geven in de problematiek bij het gebruik van orale medicatie. Gekozen is voor de volgende indeling:

- Sondevoeding
- Keuze van de sonde
- De geneesmiddelvorm
- Het geneesmiddel zelf
- Invloed van voedsel
- Het toedientijdstip in relatie tot de maaltijd
- Geneesmiddelen per sonde
- Individuele bereidingen
- Microbiologie en hygiëne

1.1 Sondevoeding

De reden voor het niet kunnen slikken door patiënten is divers. Er kan sprake zijn van verlaagd bewustzijn, ondervoeding, neurologische oorzaken of herstel na een chirurgische ingreep. Als patiënten (tijdelijk) niet kunnen slikken is het noodzakelijk om te voeden middels parenterale, danwel via enterale weg.

1. Inleiding

Enterale voeding via een sonde heeft de voorkeur vanwege de prijs, veiligheid en overeenkomst met de natuurlijke situatie. De voorwaarde is wel dat het maagdarmstelsel functioneel is.
Vanwege de diverse redenen voor het aanbrengen van een sonde verschilt de tijd dat een sonde blijft zitten per patiënt.

1.2 Keuze van de sonde

De keuze van het soort sonde hangt van een aantal factoren af, onder andere de (verwachte) verblijfsduur van de sonde. Wanneer men verwacht dat de verminderde voedingstoestand kortdurend (tot vier weken) zal zijn, zal men veelal

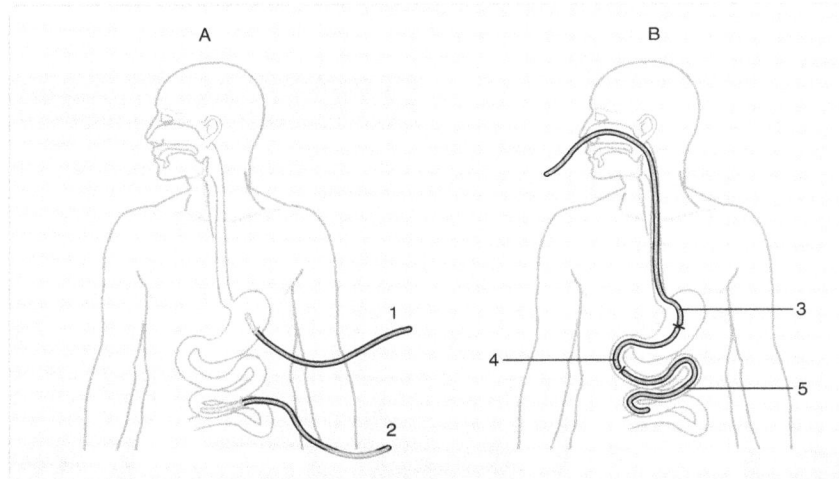

Figuur A: Weergave van een gastrostomie (1), waarvan het uiteinde is gelegen in de maag met intrede via de buikwand. Voeding kan ook direct worden toegediend in het jejunum door middel van een jejunostomie (2), ook met intrede via de buikwand.
Figuur B: In dit figuur is weergegeven hoe voeding, via de neus, met een neusmaagsonde (3) in de maag toegediend kan worden. Met een nasoduodenale (4) respectievelijk een nasojejunale (5) sonde kan voeding in het duodenum of jejunum toegediend worden.

een neusmaagsonde inbrengen. Dit is een techniek die vrij eenvoudig is. Het geeft echter wel ongemak en daardoor hebben sommige patiënten de neiging om de sonde zelf te verwijderen (dit komt voornamelijk voor bij neurologische patiënten).
Bij patiënten in verwarde toestand en wanneer men verwacht dat een sonde langer dan vier weken nodig is, zal gekozen worden voor een PEG-sonde (= percutane endoscopische gastrostomie). Hoewel er voor deze techniek een kleine operatie noodzakelijk is, is deze zeer effectief.
Jejunostomie, vergelijkbaar met de gastrostomie, houdt in dat het uiteinde van de sonde is gelegen in het jejunum (het deel van de dunne darm na de twaalfvingerige darm) en wordt gebruikt na operaties aan de maag, slokdarm of pancreas. Bij de gastro- en jejunostomie is er, in samenhang met de voedingstoestand van de patiënt, een verhoogde kans op complicaties.

1.3 Geneesmiddelvorm

Iedereen die op de één of andere manier te maken heeft met geneesmiddelen, in het bijzonder orale geneesmiddelen, zal vele geneesmiddelvormen voorbij zien komen. Dit betreft geneesmiddelvormen met minieme verschillen in eigenschappen. Ook al zijn deze verschillen heel klein, het is toch noodzakelijk om hier tot op zekere hoogte inzicht in te hebben.

In tabel 1 staan mogelijke orale farmaceutische formuleringen weergegeven. De in het zwart weergegeven geneesmiddelvormen mogen via de sonde gegeven worden, mits de eigenschappen van het geneesmiddel

Tabel 1: Orale geneesmiddelvormen

- bruistabletten
- dragees
- dranken en suspensies
- granulaat
- zachte capsules (niet te openen)
- harde capsules
- korrels
- omhulde tabletten en capsules (maagsapresistent of met gereguleerde afgifte)
- orodispergeerbare tabletten
- poeders
- tabletten (al dan niet met coating)
- zuigtabletten

Zwart = Mag, als de stabiliteit van het geneesmiddel dit toelaat, door de sonde gegeven worden.
Blauw = Let goed op bij het (mogelijk) toedienen van deze geneesmiddelvormen door de sonde!

1. Inleiding

dit toelaten. De in het blauw weergegeven geneesmiddelvormen verdienen extra aandacht! Omhulde tabletten of capsules hebben namelijk vaak een afgiftepatroon dat afwijkt van de "normale" tabletten of capsules. In de paragraaf "Gereguleerde afgifte" wordt hier verder op ingegaan.
Elders in dit handboek staat beschreven hoe de verschillende geneesmiddelvormen voor toediening gereed gemaakt kunnen worden om vervolgens via de sonde toegediend te worden kunt u vinden in de instructies "VTGM en Toedienen via de sonde". Hieronder wordt een aantal geneesmiddelvormen apart besproken.

1.3.1 Gewone tabletten
Gewone tabletten zijn ontworpen om in de maag onmiddellijk uiteen te vallen en op te lossen, zodat het geneesmiddel vrij kan komen. Deze tabletten

Tabel 2: Achtervoegsels gereguleerde afgifte
• retard
• MGA (Met Gereguleerde Afgifte)
• durette
• LA (Long Acting)
• CR (Controlled Release)
• Chrono
• Contin (continue afgifte)
• XR (Extended Release)
• OROS (Oral Osmotic System)
• ZOC (Zero Order Control)
• SR (Slow/Sustained Release)
• HBS (Hydrodynamically Balanced System)
• MUPS (Multi Unit Pellet System)
• Sustet/Suscap
• SRO (Slow-Release Oral)

Achtervoegsels maagsap-resistente coating
• E.C. (Enteric Coated)
• MSR (Maagsap-Resistent)

kunnen dus fijngemalen worden en als zodanig toegediend worden. Men dient zich goed te realiseren dat het toedienen van fijngemalen tabletten de belangrijkste oorzaak van verstopping van de sonde is.
De meest gebruikte methode is het fijnmalen van een tablet, waarna het poeder met water tot een vloeibaar 'papje' (suspensie) geroerd wordt. Dit papje wordt met behulp van een spuit via de sonde aan de patiënt toegediend (methode C uit de instructies "VTGM en Toedienen via de sonde"). Deze werkwijze kan echter niet klakkeloos toegepast worden, omdat het onnauwkeurig, arbeidsintensief en mogelijk onbetrouwbaar (kans op meerdere fouten) is. Het fijnmalen van tabletten kan soms zelfs gevaarlijk zijn (zie paragraaf 1.5.1).

De beste methode bij het toedienen van tabletten via een sonde is om de tablet met behulp van warm water in de spuit uit elkaar te laten vallen (methode A of B). Deze methode is zorgvuldiger, hygiënischer, en er vindt minder blootstelling plaats. De kans op verstopping blijft echter even groot. Bovendien is deze methode alleen geschikt voor tabletten die relatief snel uit elkaar vallen.

1.3.2 Gewone capsules
Er zijn harde en zachte capsules. Harde capsules kunnen veelal gewoon geopend worden, waarna de inhoud gegeven kan worden. Het is niet nodig het poeder uit de capsule verder fijn te malen (soms zelfs onwenselijk!).
Zachte capsules zijn volledig gesloten en bevatten een vloeistof. Men zou de inhoud van de capsule met een spuit en een korte, dikke naald uit de capsule kunnen zuigen, of na het lekprikken van de capsule de inhoud uit de capsule drukken. Echter op deze manier wordt niet de volledige inhoud verwijderd. Beter is om de capsule in warm water te laten oplossen (methode B). In de enteralialijst wordt bij zachte capsules veelal een alternatieve geneesmiddelvorm aangeboden.

1.3.3 Vloeibare toedieningsvorm
Vloeibare toedieningsvormen verdienen de voorkeur bij toepassing via de sonde. Veel dranken en suspensies zijn echter bedoeld voor gebruik bij kinderen en bevatten grote hoeveelheden suiker of sorbitol. Een ander probleem kan zijn dat de vloeistof te stroperig is. Dit kan eenvoudig opgelost worden door de vloeistof voor toediening te verdunnen. Daarnaast is de concentratie relatief laag, waardoor relatief grote volumina gegeven moeten worden.
Ook kan er soms uitgeweken worden naar het oraal toedienen van injectievloeistoffen. Dit kan alleen als dit als zodanig in de enteralialijst is opgenomen of door de (ziekenhuis)apotheker is geadviseerd. Indien gebruik gemaakt wordt van injectievloeistoffen, is extra aandacht noodzakelijk om abusievelijk parenteraal toedienen te voorkomen. Dit geldt voor zowel de juiste dosering als voor de juiste toedieningsweg. Immers de orale dosering kan afwijken van de parenterale dosering. Bij het toedienen van injectievloeistoffen via de sonde dient men ook rekening te houden met de chemische eigenschappen en de samenstelling van de preparaten.
De volgende factoren zijn van belang bij de beoordeling naar geschiktheid voor

1. Inleiding

enterale toediening van injectievloeistoffen:
- De injectievloeistof na openen van de ampul voldoende lang chemisch stabiel is
- De pH van de injectievloeistof tot irritatie of tot absorptieproblemen leidt
- De toevoeging van hulpstoffen als complexvormers, anti-oxidantia, cosolventes en organische oplosmiddelen irritatie in het maagdarmkanaal kan veroorzaken of tot onverenigbaarheid met het materiaal van de voedingssonde kan leiden

Als een geneesmiddelvorm niet geschikt is om fijngemalen te worden en er geen geschikt alternatief in de handel is, kan de apotheek in sommige gevallen een drank bereiden. In de enteralialijst is dit dan als zodanig vermeld ('individuele bereiding'). Houdt er rekening mee dat een dergelijke 'individuele bereiding' apart bereid moet worden en dat dit dus tijd kost.

1.3.4 Gereguleerde afgifte
Geneesmiddelen met een gereguleerde afgifte geven de werkzame stof gedurende lange tijd gelijkmatig af. De tabletten bevatten soms het equivalent van 2-3 normale doses van het geneesmiddel. Het aantal doseringen per dag wordt zo aanzienlijk teruggebracht. Wanneer deze tabletten of capsules fijngemalen worden, gaat het vertraagde-afgiftesysteem verloren.
De totale hoeveelheid geneesmiddel komt in één keer beschikbaar voor absorptie in de bloedbaan en daardoor kunnen toxische effecten ontstaan. Bovendien neemt de duur van de werking af.
In tabel 2 staat een opsomming weergegeven van mogelijke achtervoegsels bij gereguleerde afgifte preparaten.
Echter, niet altijd is in de naamgeving terug te vinden of men te maken heeft met een vertraagde afgifte vorm!

1.3.5 Maagsapresistente coating
Sommige tabletten en capsules hebben een maagsapresistente coating. Deze capsules en tabletten zijn bedoeld om de maag te passeren zonder uiteen te vallen. Dit kan twee verschillende redenen hebben.
De eerste mogelijkheid is dat het geneesmiddel niet bestand is tegen maag-

zuur en/of pancreasenzymen, de coating dient dan als bescherming tegen dit maagzuur en de pancreasenzymen. Maar ook het omgekeerde kan gelden: het maagslijmvlies kan geïrriteerd raken door het geneesmiddel. De coating dient dan als bescherming van de maagwand. In het eerste geval geeft het fijnmalen kans op onderdosering en in het tweede geval een verhoogde kans op gastrointestinale bijwerkingen.

Maagsapresistente tabletten en capsules mogen niet fijngemalen worden bij een maagsonde, of bij slikklachten, maar wel bij een duodenumsonde. Kijk bij elk geneesmiddel goed naar de (on-)mogelijkheden en overweeg, in combinatie met de soort sonde, wat de meest geschikte oplossing is.

1.4 Het geneesmiddel zelf

Naast eigenschappen van de geneesmiddelvórm, zoals besproken in het vorige hoofdstuk, kunnen de eigenschappen van het geneesmiddel zelf van belang zijn. Hierbij valt te denken aan:
1. Risicovolle eigenschappen
2. De smaak van het geneesmiddel
3. Gastro-intestinale bijwerkingen
4. Binding aan voedingsbestanddelen.

In de enteralialijst zijn de eigenschappen per stof zoveel mogelijk weergegeven.

1.4.1 Risicovolle stoffen

De gezondheidsrisico's van een toxische (= giftige) stof worden bepaald door de schadelijke eigenschappen van de stof en door de duur en mate van blootstelling (**risico = toxiciteit x mate van blootstelling x duur van blootstelling**).
Bij het voor toediening gereedmaken van een dergelijk geneesmiddel geldt dat blootstelling zo veel mogelijk vermeden dient te worden.

Dit kan door de volgende algemene voorzorgsmaatregelen:
- het dragen van handschoenen.
- poeder zo min mogelijk inademen.

1. Inleiding

Risicovolle stoffen zijn nader onder te verdelen in de volgende categorieën:
- reproductietoxische stoffen (voor de voortplanting giftige stoffen);
- kankerverwekkende stoffen;
- mutagene stoffen (stoffen die schade kunnen veroorzaken aan het erfelijk materiaal in de geslachtscellen);
- sensibiliserende stoffen.

1.4.2 Reproductietoxische stoffen
Bij blootstelling aan deze stoffen is tot een bepaalde ondergrens geen schadelijk effect te verwachten. Risico's gelden uiteraard met name voor zwangeren. Er kan volstaan worden met algemene veiligheidsmaatregelen, waarbij blootstelling zoveel mogelijk vermeden wordt:
- Inademen zoveel mogelijk voorkomen;
- Indien er een vloeibare vorm voorhanden is dan deze gebruiken;
- Indien er geen vloeibare toedieningsvorm voorhanden is, zoveel mogelijk gebruik maken van methode A of B (instructies 'VTGM en Toedienen');
- Aanraken van het geneesmiddel voorkomen door het dragen van handschoenen.

Omdat het niet altijd bekend is wat de risico's van een bepaald geneesmiddel voor het ongeboren kind zijn, geldt het advies om bij zwangerschap de hiervoor genoemde maatregelen bij alle geneesmiddelen te volgen.

De enteralialijst biedt geen informatie over het al dan niet reproductietoxisch zijn van het geneesmiddel. Voor informatie per geneesmiddel wordt verwezen naar het Farmacotherapeutisch Kompas, waar gebruik gemaakt wordt van de zogenaamde Zweedse zwangerschapsindeling en het Informatorium Medicamentorum, waar gebruik gemaakt wordt van de zogenaamde Australische zwangerschap classificatie. Deze systemen zijn gericht op inname van de medicatie door de patiënt. Het risico voor iemand die het geneesmiddel voor toediening gereed maakt (oplossen, fijnmalen etc.) is theoretisch gezien veel kleiner dan bij inname.
Geneesmiddelen die volgens het Australische systeem (mogelijk) reproductietoxisch zijn, zijn ingedeeld in categorieën B3, C, D en X. Dit zijn o.a de volgende groepen geneesmiddelen: antibiotica, anti-epileptica, ACE-remmers, benzodiazepinen, hormoonpreparaten, anti-hormoonpreparaten, lithium en oncolytica.

In een enkel geval (bijv. finasteride, thalidomide en andere geneesmiddelen in categorie X) wordt het risico voor zwangerschap dermate groot geacht, dat blootstelling, hoe gering ook, als ongewenst wordt beschouwd. Dit staat in de enteralialijst als volgt weergegeven: "Mag niet fijngemalen worden door zwangeren".

1.4.3 Kankerverwekkende en mutagene stoffen
Aan de blootstelling aan kankerverwekkende en mutagene stoffen wordt geen ondergrens gesteld. Blootstelling moet simpelweg altijd bij iedereen voorkomen worden, Hier geldt het ALARA-principe (As Low As Reasonably Achievable, ook toegepast in de richtlijnen van de stralingshygiëne):
- Het is niet toegestaan om de tabletten en capsules met blote handen aan te raken;
- Openen, breken en/of fijnmalen van tabletten en capsules is niet toegestaan;
- Indien een dergelijk middel toch aan een patiënt met slikklachten of een sonde gegeven moet worden, wordt dit zoveel mogelijk door de apotheek afgeleverd in de vorm van een drank (afgeleverd in een wegwerpspuitje);
- Indien dit bereidingstechnisch onmogelijk is, wordt in overleg met de dienstdoende apotheker een alternatief gezocht;
- Aanraking van dranken dient voorkomen te worden door het dragen van handschoenen.

Aanvullende informatie over het toedienen van cytostatica is veelal beschikbaar in lokale protocollen.

1.4.4 Sensibiliserende stoffen
Sensibiliserende stoffen kunnen overgevoeligheid veroorzaken zodat het lichaam bij een volgend contact met de stof gevoeliger reageert (zoals bij een allergische reactie). Een bekend voorbeeld is de geneesmiddelgroep antibiotica.

Sensibilisatie kan voorkomen worden door blootstelling (met name via de huid) zoveel mogelijk te vermijden. Dit kan door het dragen van handschoenen.

Verder kunnen eventueel maatregelen, zoals beschreven bij de reproductietoxische stoffen, genomen worden. In de enteralialijst is geen rekening gehouden met de sensibiliserende eigenschappen van stoffen.

1. Inleiding

1.4.5 Slechte smaak

Natuurlijk is slechte smaak geen probleem bij een sonde, maar dit kan wel een probleem zijn bij het vermalen van tabletten en/of openen van capsules bij patiënten met slikklachten.
Veelal betekent een slechte smaak een bittere smaak. Afhankelijk van de 'intensiteit van de slechte smaak' kan deze in meer of mindere mate gemaskeerd worden met een zoet product, bijv. appelsap, appelmoes of een zoete siroop.

1.4.6 Gastro-intestinale bijwerkingen

Diverse geneesmiddelen kunnen aanleiding geven tot maagklachten. In sommige gevallen gebeurt dit zo frequent dat het geneesmiddel in een speciale maagsap-resistente vorm wordt geleverd. In andere gevallen wordt er een specifiek doseeradvies gegeven (zie ook "Tijdens de maaltijd innemen"). Veelal is bij lichte tot matige maagklachten een niet-lege maag voldoende om gastrointestinale bijwerkingen te voorkomen.

1.4.7 Onverenigbaar met voeding

Sommige geneesmiddelen zijn onverenigbaar met bepaalde bestanddelen van voeding.
Veelal is het probleem bij een dergelijke interactie dat het geneesmiddel geadsorbeerd wordt aan de voeding en daardoor minder goed wordt opgenomen (zie ook: 'Niet tegelijkertijd toedienen met voeding').

1.4.8 NSAID's (ibuprofen, diclofenac, acetylsalicylzuur, etc.)

Een probleem van alle NSAID's (prostaglandinesynthetaseremmers) is dat zij frequent aanleiding geven tot maagklachten. Dit kan zowel door het directe effect op het maagslijmvlies als door een systemisch effect (ook zetpillen kunnen aanleiding geven tot maagbezwaren). Om dit effect te minimaliseren zijn NSAID's in allerlei formuleringen op de markt gebracht. Daarnaast bestaan er verschillende doseeradviezen. Hieronder een kort overzicht van de mogelijkheden om een direct effect op het maagslijmvlies te voorkomen:
1. Een tablet met een maagsapresistente coating;
2. Kiezen voor een andere toedieningsweg;
3. Inname tijdens of vlak na de maaltijd;

4. Inname met voldoende water (waardoor snellere maagpassage en opname);
5. Inname als bruistablet of oplossachet op de lege maag om een goede en snelle absorptie en een korte contacttijd van het NSAID met het maagslijmvlies te bewerkstelligen.

Een ander bekend probleem van NSAID's is dat zij frequent aanleiding geven tot water- en zoutretentie en nierfunctiestoornissen. Daarom dient bij patiënten met nier-, lever-, en hartaandoeningen die een sonde krijgen of slikklachten ontwikkelen allereerst de indicatie heroverwogen te worden.

Indien er toch gekozen wordt voor enterale toediening van NSAID's is het gebruik van een maag-darm protector, bijv. een protonpompremmer te overwegen.

1.5 Invloed van voedsel

Voedsel kan op verschillende manieren de opname en daarmee de biologische beschikbaarheid van geneesmiddelen beïnvloeden.

Voedsel vertraagt de maaglediging waardoor de opnamesnelheid van een geneesmiddel belangrijk kan verminderen. Omdat voedsel vervolgens de darmpassage vertraagt, kan dit de biologische beschikbaarheid van het geneesmiddel beïnvloeden (zowel positief als negatief). Voedsel vormt verder een mechanische barrière in de dunne darm en kan op die manier de opname verminderen.

Een andere mogelijkheid is dat voedselbestanddelen een binding kunnen aangaan met enkele geneesmiddelen (bijv. tetracyclines met calcium) waardoor de opname minder wordt. Verder kan vetrijk voedsel de oplosbaarheid van een vetoplosbaar geneesmiddel verhogen en daarmee de opname. Tot slot vermindert voedsel tijdelijk het vermogen van de lever om grote hoeveelheden van basische geneesmiddelen (bijv. hydralazine, labetalol, metoprolol en propranolol) om te zetten tijdens de eerste passage van het geneesmiddel door de lever (het zgn. first-pass effect), met als gevolg een verhoogde beschikbaarheid van het geneesmiddel.

Een ander belangrijk aspect is de farmaceutische formulering. Het gunstige effect van voedsel op de opname van o.a. propranolol gaat verloren als propranolol als gereguleerd afgifte preparaat gegeven wordt.

Tot slot is er nog het effect van water op de opname. Algemeen kan gezegd worden dat hoe meer water genuttigd wordt, hoe sneller en soms beter het geneesmiddel wordt opgenomen.

1. Inleiding

1.6 Het toedientijdstip in relatie tot de maaltijd

Het juiste toedieningstijdstip ten opzichte van de maaltijd is afhankelijk van:
1. Het effect van voedsel en vloeistof op opname en opnamesnelheid van het geneesmiddel in het maagdarmkanaal;
2. Bijwerkingen, zoals misselijkheid, irritatie of beschadiging van het maagdarmslijmvlies.

1.6.1 Tijdens de maaltijd innemen

In de praktijk worden geneesmiddelen vaak tijdens de maaltijd ingenomen. Redenen hiervoor kunnen zijn:

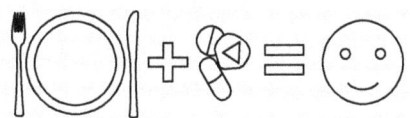

1. Verminderen van het risico op gastro-intestinale irritatie;
2. Een langzame, geleidelijke, opname is gewenst;
3. Een vermindering van het first-pass effect is gewenst;
4. Makkelijk om te onthouden.

Op de volle maag of tijdens de maaltijd innemen houdt in dat het geneesmiddel tijdens of vlak na de maaltijd ingenomen dient te worden.

1.6.2 Op lege / nuchtere maag innemen

Er zijn ook geneesmiddelen die op een lege maag ingenomen dienen te worden. Dit kunnen geneesmiddelen zijn waarbij:
1. De snelheid van opname van groot belang is;
2. De biologische beschikbaarheid bij inname op de lege maag aanmerkelijk groter is.

Voorbeelden van middelen waarvoor dit geldt zijn: cefalexine, erythromycine (base en stearaat), levothyroxine, lincomycine, penicillinen, sotalol.
Een probleem vormen de stoffen die beter opgenomen worden op de lege maag, maar daarnaast nogal eens aanleiding geven tot maagdarmstoornissen. Voorbeelden hiervan zijn: acetylsalicylzuur, ferrozouten, isoniazide en rifampicine.
Indien een geneesmiddel op de lege / nuchtere maag ingenomen dient te

worden, moet men uitgaan van 30 minuten tot 1 uur voor en tot 2-3 uur na voedsel of melk.

Controleer bij een patiënt met een maagsonde voor toediening eventuele retentie in de maag.

1.6.3 Niet tegelijkertijd toedienen met voeding

Bij een dergelijke tekst is er sprake van een interactie (onverenigbaarheid) met voedsel. Sondevoeding dient in een periode van 2 uur voor tot 2 uur na de geneesmiddelgift gestaakt te worden.

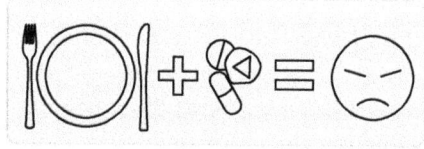

Zie ook: Paragraaf 1.7.2: Beïnvloeding stabiliteit voeding en/of het geneesmiddel.

1.7 Geneesmiddelen per sonde

Het toedienen van geneesmiddelen via een sonde kent een aantal beperkingen (zie tabel 3).

1.7.1 Een deel van de orale route wordt overgeslagen

Bij het toedienen van geneesmiddelen via een sonde wordt altijd een gedeelte van de toedieningsroute overgeslagen; in ieder geval de mond-keelholte en de slokdarm. Bij een voedingssonde waarvan de tip in het duodenum of in het jejunum is geplaatst, wordt ook de maag overgeslagen. Dit is ongewenst bij middelen die voor hun opname de zure pH van de maag nodig hebben (cefuroxim, cefpodoxim, ketoconazol, itraconazol).

Tabel 3: Beperkingen bij het toedienen van geneesmiddelen per sonde
• Deel orale route overgeslagen
• Opname afhankelijk van de vullingstoestand van de maag
• Beïnvloeding stabiliteit voeding en/ of geneesmiddel
• Verstopping van de sonde
• Gereguleerde afgifte
• Maagsapresistente coating

1. Inleiding

1.7.2 Beïnvloeding van de stabiliteit van de voeding en/of het geneesmiddel

Geneesmiddelen kunnen de fysische stabiliteit van sondevoeding aantasten. Met name siropen, sterk zure geneesmiddelen en vloeistoffen gebufferd tot een pH van 4 of lager, geven soms klontvorming en/of veranderingen in de viscositeit en deeltjesgrootte van de voeding. Hierdoor kan verstopping van de sonde optreden.

Daarnaast bestaat de mogelijkheid dat een geneesmiddel de chemische stabiliteit van bepaalde voedingsbestanddelen (bijvoorbeeld vitaminen) negatief beïnvloedt.

Ook de stabiliteit van het geneesmiddel zelf kan aangetast worden. Het geneesmiddel kan geadsorbeerd worden aan bestanddelen van de voeding (bijvoorbeeld aan calcium in melkproducten), of ontleden. Hierdoor is het onbekend welke hoeveelheid van het geneesmiddel uiteindelijk beschikbaar zal zijn voor absorptie en daarmee voor het therapeutisch effect. Er zijn slechts weinig geneesmiddelen waarvan de houdbaarheid in sondevoeding is onderzocht.

Geneesmiddelen niet toevoegen aan sondevoeding! Voor het toedienen van geneesmiddelen dient de voeding altijd te worden onderbroken.

1.7.3 Verstopping van de sonde

Er is een aantal kritische factoren als het gaat om verstopping van de sonde:

1.7.3.1 Klontvorming

Zoals hierboven gezegd kan door een interactie van voedsel met het geneesmiddel klontvorming optreden. De stabiliteit is een belangrijke factor in dit proces. Let daarom goed op de invloed van voedsel in de enteralialijst.

1.7.3.2 Deeltjesgrootte

Verstopping van de sonde, zowel door een vermalen tablet als door een suspensie, blijkt in de praktijk nogal eens problemen te veroorzaken. De deeltjesgrootte is dan de kritische factor. Aandachtspunten zijn het zorgvuldig fijnmalen van de tablet en het goed doorspoelen van de sonde.

Tabel 4: Kritische factoren m.b.t. verstopping van een sonde

- Interactie met voeding:klontvorming
- Deeltjesgrootte (bij vaste stoffen)
- Viscositeit (bij vloeistoffen)
- Interne diameter van sonde
- Doorspoelen van sonde

1.7.3.3 Viscositeit van de vloeistof
De drank of suspensie moet dun genoeg zijn om met behulp van een injectiespuit door de sonde te worden gespoten.
Een drank of suspensie kan vlak voor het toedienen bijna altijd verdund worden met (leiding)water (zie ook de instructies VTGM).

1.7.3.4 Interne diameter van de sonde
Hoe klein de deeltjes moeten zijn en hoe dun de vloeibare vorm moet zijn, hangt ook af van de interne diameter van de sonde. Bij sondes wordt de buitendiameter van de sonde weergegeven in Charrière of French (1 Ch = 333 micrometer = 1 F). Let er op dat de interne diameter een stuk kleiner is dan de aangeven Charrière. De keuze voor een bepaalde Charrière of French hangt af van de viscositeit van de sondevoeding, (verwachte) verblijfstijd van de sonde, de leeftijd van de patiënt en het ziektebeeld van de patiënt.
Met name bij dunne neussondes moet men bedacht blijven op het risico van verstopping van de sonde.

> 1 Ch = 1 French = 0,33 mm

1.7.3.5 Doorspoelen van de sonde
De sonde dient zowel voor als na de geneesmiddeltoediening te worden doorgespoeld met 20 - 30 ml vers lauw water. Uit praktisch oogpunt wordt aan kraanwater de voorkeur gegeven. Hiermee kan een eventueel beginnende verstopping weggespoeld worden, waarmee voorkomen kan worden dat het geneesmiddel in de sonde met de voeding klonten vormt of aan de sonde adsorbeert.
In tabel 5 staat een aantal regels genoemd dat gehanteerd kan worden om verstoppen van de sonde te voorkomen.
Een praktisch probleem kan zijn dat de patiënt een vochtbeperking heeft. In een dergelijk geval dient de hoeveelheid water die gebruikt wordt om geneesmiddelen toe te dienen (in een drank en/of om de sonde door te spoelen) geregistreerd te worden.

1. Inleiding

NB: Een aantal bronnen spreekt over het gebruik van natriumbicarbonaat om verstoppingen op te lossen. Bicarbonaat zou echter de eiwitten en aminozuren kunnen denatureren. Dit is niet wenselijk, het advies is daarom om bij voorkeur water te gebruiken.

1.7.4 Adsorptie aan de sonde
Eén van de problemen die bij het toedienen van geneesmiddelen via de sonde kan optreden, is adsorptie van het geneesmiddel aan de sonde, wat kan leiden tot onderdosering van het geneesmiddel. Sondes zijn veelal gemaakt van PVC, PUR en silicone. Omdat PUR een zogenaamd inert materiaal is, treedt er bijna geen adsorptie op van geneesmiddel. Een uitzondering is onbewerkte PUR, hierbij kan adsorptie van eiwitten optreden.
PVC kan vetoplosbare stoffen (zoals diazepam en nitroglycerine) adsorberen. Silicone kan een goede bodem vormen voor microbiologische groei.
Om het effect van adsorptie zo klein mogelijk te houden, geldt het advies om alle sondes na toediening van geneesmiddelen altijd goed door te spuiten met lauw water.

Tabel 5: *Doorspoelregels sonde*
- Per keer spoelen met 20 - 30 ml lauw kraanwater.
- Minimaal 2 x daags spoelen als er niet door de sonde gevoed wordt.
- Bij continue sondevoeding 6x daags spoelen.
- Voor en na toedienen van porties sondevoeding spoelen.
- Voor en na toedienen van elk afzonderlijk gegeven geneesmiddel spoelen.
- Bij voorkeur geen geneesmiddelen door de sonde geven.
- Bij dreigende verstopping vaker spoelen.
- Geen koolzuurhoudende dranken gebruiken.

1.8 Individuele bereidingen
Het is niet altijd mogelijk om voor elke indicatie of situatie een handelspreparaat voor te schrijven. Het feit blijft echter dat men verplicht is om in de zorg van de patiënt te kunnen voorzien. In dit geval kan een apotheekbereiding een oplossing zijn. Het is aan te bevelen om de farmacotherapeutische meerwaarde van het geneesmiddel na te gaan en of de apotheekbereiding inderdaad het enige alternatief is.
Bij het bereiden van geneesmiddelen gaat de voorkeur uit naar landelijk (FNA) of lokaal gestandaardiseerde bereidingen. Wanneer er geen gestandaardiseerd

preparaat voor handen is, is volledige waarborging niet mogelijk. Dit brengt risico's met zich mee, welke de apotheker samen met de voorschrijver moet beoordelen.

1.9 Microbiologie en hygiëne

Orale toedieningsvormen hoeven niet steriel te zijn. Er bestaan geen aparte microbiologische eisen voor geneesmiddelen die per sonde worden toegediend. In ieder geval moet de oplossing onder hygiënische condities worden klaargemaakt (schone handen en schone hulpmiddelen) om te voorkómen dat ziekteverwekkende bacteriën met het geneesmiddel in de sonde worden gespoten. Als de resulterende suspensie direct na bereiding wordt toegediend kan nauwelijks microbiologische groei plaatsvinden. De belasting van de patiënt is daardoor niet hoger dan die van de vaste vorm en van drinkwater.

Het feit dat sondevoeding meestal steriel is, kan voor verwarring zorgen. De reden daarvoor is niet dat de patiënt een steriel preparaat nodig heeft, maar dat de voeding niet geconserveerd is en daardoor alleen in steriele vorm houdbaar is.

NB: Capsules kunnen als individuele bereiding een meerwaarde zijn bij sondevoeding. Het advies van het FNA t.a.v. een capsule bereiding is om standaard Avicel als vulstof te gebruiken.
Echter, de vulstof Avicel geeft, als het in aanraking komt met vloeistof, kans op klontering en daardoor verstopping van de sonde. In dit geval kan Avicel vervangen worden door lactose, wat goed oplost in water.

Beslismodel

Beoordeling medicatie via orale route (door apotheker, arts en verpleegkundige).

Kan de patiënt het geneesmiddel langs de sonde innemen? — **Ja**

Nee

Is (tijdelijk) stoppen van de orale medicatie mogelijk? — **Ja**

Nee

Is er een andere toedieningsroute mogelijk? (rectaal, oromucosaal, of transdermaal, evt. parenteraal) — **Ja**

Nee

Is er een farmacotherapeutisch alternatief? dat rectaal, oromucosaal, transdermaal, evt. parenteraal gegeven kan worden? — **Ja**

Schrijf een recept met de (eventueel aangepaste) medicatie uit.
Vermeld op het recept dat de patiënt een sonde heeft (Middels de notatie "P.S.").

Nee

Is er een vloeibare vorm voorhanden? — **Ja**

Nee

Is fijnmalen van de tablet / openmaken capsule mogelijk? — **Ja**

Nee

Neem contact op met de dienstdoende (ziekenhuis-)apotheker.

Op de vorige pagina wordt in het beslismodel weergegeven welke stappen men dient te nemen voordat gebruik wordt gemaakt van de enteralialijst. De monografieën in dit handboek vallen onder de laatste stap in het beslismodel. Op het moment dat er volgens het beslismodel dus geen alternatieve oplossingen kunnen worden gevonden kan men in de enteralialijst (hoofdstuk 3) naar de bewuste monografie zoeken. Vandaar dat het beslismodel altijd doorlopen moet worden voordat men besluit om de orale medicatie alsnog via de sonde toe te dienen.

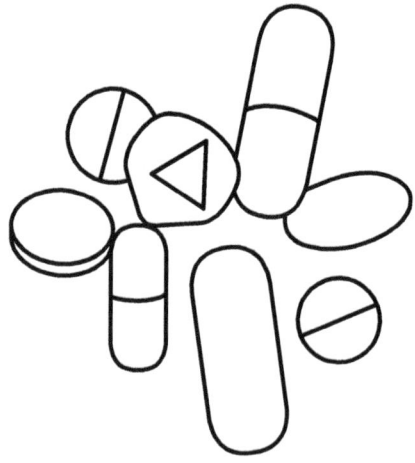

2. Instructies

2.2 Voor Toediening Gereed Maken (VTGM)

In deze paragraaf worden verschillende methoden weergegeven. Welke methode toegepast dient te worden is afhankelijk van de geneesmiddelvorm:

Maagsapresistente granules kunnen niet gebruikt worden voor toediening via de maagsonde, tenzij in de enteralialijst expliciet wordt aangegeven dat dit wel kan. Wanneer er om praktische redenen geen uitwijkmogelijkheden zijn, kan toediening via een duodenumsonde worden overwogen. Hierbij kunnen de granules worden opgelost en toegediend als suspensie.

Voor suspendering ten behoeve van toediening via een duodenumsonde is een andere suspensie-vloeistof noodzakelijk dan voor toediening via een maagsonde. Vraag de (ziekenhuis-)apotheker wat de meest stabiele oplossing is.

Wat	Methode
Capsules, hard	B, C, E
Capsules, zacht	B
Dragees	B, C
Granulaat	A
Injectievloeistoffen en poeder voor injectie	H
Korrels	A
MUPS	D
Tabletten	A, C
Tabletten, bruis	G
Tabletten, omhuld	B, C
Tabletten, orodispergeerbaar	A
Vloeibare orale geneesmiddelen	F

Casus: Na een pancreas-resectie moest bij een patiënt vier maal daags zes capsules pancreatine door de maagsonde worden toegediend.
De maagsonde verstopte regelmatig ondanks het suspenderen van de maagsapresistente granules. De oplossing was het toedienen van een suspensie via een duodenumsonde. De suspensie werd gemaakt door het suspenderen van de granules in een natriumbicarbonaat-oplossing (1,4%). Om ontleding te voorkomen is het noodzakelijk om de de suspensie direct na bereiding toe te dienen.

Instructies

2.2.1 Methode A: met handwarm water
Granulaat, korrels, tabletten, orodispergeerbare tabletten

Benodigde hulpmiddelen
- wegwerp drinkbeker of sputumbeker
- spuit met luer- of cathetertipaansluiting van 50 à 60 ml
- afsluitdopje

1. Neem een spuit van 50 à 60 ml met een luer- of cathetertipaansluiting en trek de zuiger uit de spuit.
2. Breng de tablet, de korrels of het granulaat over in de spuit.
3. Zet de zuiger weer terug op de spuit en druk hem door tot het volumestreepje van 10 ml.
4. Vul de meegeleverde wegwerpdrinkbeker of sputumbeker met handwarm water (ca. 35 °C).
5. Breng de spuit in verticale stand in het handwarme water.
6. Trek ongeveer 20 ml water op in de spuit; de zuiger staat nu bij het volumestreepje van 30 ml.
7. Haal de spuit uit het water; voorkom daarbij leeglopen door de uitmonding van de spuit direct omhoog te richten.
8. Sluit af met een afsluitdopje.
9. Zwenk de spuit voorzichtig om en wacht totdat het geneesmiddel uiteen is gevallen en een heldere oplossing is ontstaan.
10. Ontlucht de spuit, op 2 ml lucht na.
11. Voorkom daarbij sproeien door de uitmonding van de spuit af de dekken met een tissue of gaasje.

2.2.2 Methode B: met warm water
Dragees, harde capsules, omhulde tabletten, zachte capsules

Benodigde hulpmiddelen
- wegwerp drinkbeker of sputumbeker
- spuit met luer- of cathetertipaansluiting van 50 à 60 ml
- afsluitdopje

1. Neem een spuit van 50 à 60 ml met een luer- of cathetertipaansluiting en trek de zuiger uit de spuit.
2. Breng de omhulde tablet, de dragee, de harde of zachte capsule over in de spuit.
3. Zet de zuiger weer terug op de spuit en druk hem door tot het volumestreepje van 10 ml.
4. Breng warm water (60 - 70 C°) in de wegwerp drinkbeker of sputumbeker.
5. Breng de spuit nu in verticale stand in het water.
6. Trek ongeveer 20 ml water op in de spuit; de zuiger staat nu bij het volumestreepje van 30 ml.
7. Haal de spuit uit het water; voorkom daarbij leeglopen door de uitmonding van de spuit direct omhoog te richten.
8. Sluit af met een afsluitdopje.
9. Schud de spuit nu intensief gedurende enkele minuten totdat het geneesmiddel uiteen is gevallen.
10. Ontlucht de spuit, op 2 ml lucht na.
11. Voorkom daarbij sproeien door de uitmonding van de spuit af te dekken met een tissue of gaasje.

Instructies

2.2.3 Methode C: met tablettenvermaler (Pill mill):
Dragees, harder capsules, omhulde tabletten, tabletten

Benodigde hulpmiddelen
- tablettenvermaler 'Pill mill'
- plastic maatbekertje van tenminste 25 ml
- wegwerp drinkbeker of sputumbeker
- roerstaafje
- spuit met luer- of cathetertipaansluiting van 50 à 60 ml

1. Plaats een plastic maatbekertje van tenminste 25 ml in de kunststofhouder.
2. Plaats de roestvrijstalen stamper op de tablet(-ten).
3. Sluit het maatbekertje af met het deksel, dat aan de stamper zit.
4. Maal de tablet(-ten) in het maatbekertje fijn door de stamper rond te draaien.
5. Laat het poeder in ca. 10 ml water uiteen vallen.
6. Breng de vloeistof over in een wegwerp drinkbeker of sputumbeker.
7. Spoel het maatbekertje na met nog ca. 10 ml water en breng dat over in de wegwerp drinkbeker of sputumbeker.
8. Meng met een roerstaafje en zuig de oplossing op in de spuit.
9. Reinig de tablettenvermaler met water en laat drogen (geen zichtbaar poeder meer).

Belangrijk
Als er grove deeltjes of vliesjes in de vloeistof aanwezig blijven die de sonde kunnen verstoppen, kan het geneesmiddel niet voor gastro-enterale toediening worden gebruikt.
Gebruik in dit geval het beslismodel om na te gaan welke andere mogelijkheden er zijn.

2.2.4 Methode D: suspensie maken (MUPS)

Benodigde hulpmiddelen
- wegwerp drinkbeker of sputumbeker
- spuit met luer- of cathetertipaansluiting van 50 à 60 ml
- afsluitdopje

1. Neem een spuit van 50 à 60 ml met een luer- of cathetertipaansluiting en trek de zuiger uit de spuit.
2. Breng de tablet over in de spuit.
3. Zet de zuiger weer terug op de spuit en druk hem door tot het volumestreepje van 5 ml.
4. Breng handwarm water (35 C°) in de wegwerp drinkbeker of sputumbeker.
5. Breng de spuit nu in verticale stand in het water.
6. Trek ongeveer 25 ml water op in de spuit; de zuiger staat nu bij het volumestreepje van 30 ml.
7. Haal de spuit uit het water; voorkom daarbij leeglopen door de uitmonding van de spuit direct omhoog te richten.
8. Sluit af met een afsluitdopje.
9. Zwenk de spuit nu gedurende enkele minuten stevig totdat de tablet gesuspendeerd is.
10. Zwenk voor toediening nogmaals en zorg dat je daarna onmiddellijk 5 á 10 ml toedient.
11. Zwenk nogmaals (punt spuit steeds omhoog houden) en dien weer 5 á 10 ml toe.
12. Herhaal procedure tot spuit leeg is.
13. Eventueel nogmaals 20 - 25 ml opzuigen als er sediment in spuit is achtergebleven (herhaal procedure vanaf stap 10).

Instructies

Belangrijk:
- Het bereiden van een suspensie dient vlak voor toedienen te gebeuren.
- Samenklonteren in de punt van de spuit moet voorkomen worden door de spuit steeds omhoog te houden en stevig te zwenken.
- Bij de producten Nexium®, Esopral® en Losec® kan bij klontering van de bolletjes de 25 ml water (stap 6) vervangen worden door 15 ml Sirupus Simplex.

2.2.5 Methode E: openen harde capsules

Benodigde hulpmiddelen
- plastic maatbekertje van tenminste 25 ml
- wegwerp drinkbeker of sputumbeker
- spuit met luer- of cathetertipaansluiting van 50 à 60 ml
- afsluitdopje

1. Open de capsule. Moeilijk te openen capsules kunnen opengeknipt worden of volgens methode B verwerkt worden.
2. Giet de inhoud van de capsule in een spuit.
3. Zet de zuiger terug op de spuit en druk hem door tot het volume streepje van 10 ml.
4. Breng water in het maatbekertje.
5. Trek ongeveer 20 ml water op in de spuit; de zuiger staat nu bij het volumestreepje van 30 ml.
6. Haal de spuit uit het water; voorkom daarbij leeglopen door de uitmonding van de spuit direct omhoog te richten.
7. Sluit af met een afsluitdopje.

Instructies

2.2.6 Methode F: verdunnen van vloeibare orale geneesmiddelen

Benodigde hulpmiddelen
- plastic maatbekertje van tenminste 25 ml
- wegwerp drinkbeker of sputumbeker
- roerstaafje
- spuit met luer- of cathetertipaansluiting van 50 à 60 ml

1. Verdun dikvloeibare geneesmiddelen om verstoppen van de sonde te voorkomen.
2. Meet de benodigde hoeveelheid dikvloeibaar geneesmiddel af in een plastic maatbekertje, en breng deze over in een wegwerp drinkbeker of in een sputumbeker.
3. Voeg voldoende vers kraanwater toe en meng met een wegwerp roerstaafje.
4. Zuig de al dan niet verdunde vloeistof op in de spuit van 50 à 60 ml.

2.2.7 Methode G: bruistabletten

Benodigde hulpmiddelen
- plastic maatbekertje van tenminste 25 ml
- wegwerp drinkbeker of sputumbeker
- spuit met luer- of cathetertipaansluiting van 50 à 60 ml

1. Meet 20 ml koud kraanwater af in een plastic maatbekertje.
2. Breng het water in een wegwerp drinkbeker of sputumbeker en voeg de bruistablet toe.
3. Laat de tablet gedurende enkele minuten bruisen tot deze volledig uiteen gevallen is. De oplossing mag nog wel koolzuur bevatten.
4. Zuig de oplossing op in de spuit van 50 à 60 ml.

Instructies

2.2.8 Methode H: injectievloeistoffen en poeder voor injectie

Benodigde hulpmiddelen
- injectiespuit met luer- of cathetertipaansluiting en naald
- spuit met luer- of cathetertipaansluiting van 50 à 60 ml

1. Injectieflacons met poeder voor injectie: Los de inhoud van de benodigde injectieflacons op.
2. Trek de benodigde hoeveelheid van de vloeistof op uit de injectieflacon.
3. Voorkom vergissingen: Ga zorgvuldig na of injectievloeistof inderdaad oraal gegeven moet worden.

2.3 Toedienen via de sonde

1. Stop de sondevoeding. Sluit hiertoe de lijn met de open/dichtklem af, zet de enterale voedingspomp stop of in de "hold"-stand.
2. Monteer zonodig een spuittussenstukje om de spuit aan te sluiten op de voedingssonde of op de medicatiepoort aan het Y-bijspuitpunt aan het toedieningssysteem.
3. Als er geen aparte medicatiepoort (Y-bijspuitpunt) is, koppel dan het toedieningssysteem af van de sonde.
4. Spuit de voedingssonde door met 20 à 30 ml (kraan)water uit de daarvoor bestemde schone droge spuit.
5. Dien het geneesmiddel met behulp van de spuit toe via de medicatiepoort of rechtstreeks in de sonde.
6. Controleer of alle geneesmiddel uit de spuit is verdwenen.
7. Trek, indien de spuit nog geneesmiddelresten bevat, nogmaals ongeveer 20 à 30 ml handwarm water op in de spuit en sluit deze af met het afsluitdopje.
8. Zwenk de spuit voorzichtig om, geef de geneesmiddelresten de tijd om uiteen te kunnen vallen en dien toe.
9. Spuit na de toediening de voedingssonde nogmaals door met 20 à 30 ml (kraan)water.
10. Herhaal stap 5 tot en met 9 voor eventuele andere toe te dienen geneesmiddelen.
11. Herstart de voeding door de open/dichtklem op te lijn te openen of de voedingspomp te starten.

3. Enteralialijst

3.1 Beschrijvingen Enteralia

De beschrijvingen geven per geneesmiddel informatie over:

- De geneesmiddelvorm
- Wel/niet fijnmalen tabletten
- Wel/niet openen capsules
- Eigenschappen geneesmiddel (smaak, G.I.-bijwerkingen, etc.)
- Invloed van voedsel
- Andere geneesmiddelvormen
- Alternatieven

abacavir Ziagen® Trizivir® Kivexa® tablet 300 mg	vorm en middel: enteralia info: alternatieve vorm:	Tablet omhuld. **Mag niet fijngemalen worden.** Abacavir (Ziagen®) drank (20 mg/ml)
acamprosaat Campral® tablet 333 mg	vorm en middel: enteralia info: verenigbaarheid: alternatief middel:	Tablet met maagsapresistente coating. **Mag niet fijngemalen worden.** Inname met voedsel vermindert risico gastrointestinale bijwerkingen, tevens wordt opname verminderd. Bij voorkeur innemen tijdens of vlak na de maaltijd. Disulfiram (Antabus®) bruistablet. Aanwijzingen voor gebruik: laat de voorgeschreven hoeveelheid uiteen vallen in een kwart glas water of vruchtensap; dit mengsel goed roeren en direct innemen.
acarbose Glucobay® tablet 50; 100 mg	vorm en middel: enteralia info: alternatief middel:	Tablet zonder breukgleuf. Dit geneesmiddel verhoogt de kans op trombose bij bedlegerige patiënten. **Mag fijngemalen worden (methode C).** Bij sondevoeding is middel gecontraïndiceerd (koolhydraat malabsorptie ongewenst). Voor de maaltijd innemen. Insuline of overweeg tijdelijk stoppen van het geneesmiddel. Bij sondevoeding patiënten met diabetes mellitus wordt bijna altijd (naar behoefte) insuline gegeven.
acebutolol tablet 200; 400 mg	vorm en middel: enteralia info:	Tablet zonder breukgleuf. **Mag fijngemalen worden (methode C).**
aceclofenac Biofenac® tablet 100 mg	vorm en middel: enteralia info: verenigbaarheid: alternatief middel:	Tablet omhuld. NSAID: geeft frequent maagbezwaren. Toelichting in paragraaf 1.4.8. **Mag fijngemalen worden (methode C).** Na fijnmalen is de kans op maagklachten groter. Voedsel vermindert opname, dit leidt echter niet tot afname in therapeutisch effect. Kan met en zonder voedsel worden ingenomen. Ander NSAID.
acenocoumarol tablet 1 mg	vorm en middel: enteralia info: verenigbaarheid: alternatief middel:	Tablet zonder breukgleuf. **Mag fijngemalen worden (methode C).** Op vast tijdstip ('s avonds) innemen Bindt mogelijk aan de eiwitten in voedsel. Controle INR bij starten, afbouwen en beëindigen sondevoeding. LMW heparine s.c.

acetazolamide (1) Diamox Sustet® capsule mga 250; 500 mg	vorm en middel: enteralia info: alternatieve vorm:	Capsule met gereguleerde afgifte; fijnmalen geeft mogelijk toxiciteit en te korte werking. **Capsules mogen niet geopend worden.** Acetazolamide (Diamox®) tablet. Keerdosis en doseerinterval aanpassen.
acetazolamide (2) Diamox® tablet 250 mg	vorm en middel: enteralia info:	Tablet met breukgleuf. **Mag fijngemalen worden (methode C).**
acetylcysteine (1) Fluimucil® tablet 200; 600 mg	vorm en middel: enteralia info: alternatieve vorm:	Bruistablet. **Tablet eerst oplossen en laten uitbruisen (methode G).** Acetylcysteine (Fluimicil®) drank (20 mg/ml of 40 mg/ml).
acetylcysteine (2) Fluimucil® capsule 200 mg	vorm en middel: enteralia info: alternatieve vorm:	Capsule met poeder. **Capsules kunnen geopend worden (methode E).** Acetylcysteine (Fluimicil®) bruistablet; drank (20 mg/ml of 40 mg/ml). Tablet eerst oplossen en laten uitbruisen (methode G).
acetylcysteine (3) Fluimucil® tablet 600 mg	vorm en middel: enteralia info: alternatieve vorm:	Tablet omhuld. **Mag niet fijngemalen worden.** Acetylcysteïne tast rubber en metaal aan. Advies: gebruik materialen gemaakt van plastic. Acetylcysteïne (Fluimucil®)drank (20 mg/ml of 40 mg/ml)
acetylcysteine (4) Fluimucil® tablet 200 mg	vorm en middel: enteralia info: verenigbaarheid: alternatieve vorm:	Smelttablet. **In water (in spuit) oplossen (methode A).** Acetylcysteïne tast rubber en metaal aan. Advies: gebruik materialen gemaakt van plastic. Voedsel heeft vrijwel geen invloed op absorptie. Kan met en zonder voedsel worden ingenomen. Acetylcysteïne (Fluimucil®) drank (20 mg/ml of 40 mg/ml).
acetylsalicylzuur (1) Aspro® Alka Seltzer® Aspirine C® tablet 324; 400; 500 mg	vorm en middel: enteralia info: verenigbaarheid:	Bruistablet. NSAID: geeft frequent maagbezwaren. Toelichting in paragraaf 1.4.8. **In water (in spuit) oplossen (methode A).** Bij voorkeur met ruim water op nuchtere maag innemen. Voedsel vermindert opname, dit leidt echter niet tot afname in therapeutisch effect. Bij voorkeur op een lege maag innemen: tenminste een half uur voor de maaltijd.

acetylsalicylzuur (2) tablet 30; 80 mg	vorm en middel: enteralia info:	Disperstablet. NSAID: geeft frequent maagbezwaren. Toelichting in paragraaf 1.4.8. **In water (in spuit) oplossen (methode A).** Bij maagklachten eventueel met voedsel en wat melk innemen.
acetylsalicylzuur (3) Aspirine® tablet 500 mg	vorm en middel: enteralia info:	Kauwtablet. NSAID: geeft frequent maagbezwaren. Toelichting in paragraaf 1.4.8. **Mag fijngemalen worden (methode C).** Bij maagklachten eventueel met voedsel en wat melk innemen.
acetylsalicylzuur (4) Aspirine® tablet EC Protect 100® 100 mg	vorm en middel: enteralia info: verenigbaarheid: alternatieve vorm:	Tablet met maagsapresistente coating. NSAID: geeft frequent maagbezwaren. Toelichting in paragraaf 1.4.8. **Mag niet fijngemalen worden.** Voedsel vermindert opname, dit leidt echter niet tot afname in therapeutisch effect. Kan met en zonder voedsel worden ingenomen. Acetylsalicylzuur dispertablet.
acetylsalicylzuur (5) tablet 80 mg	vorm en middel: enteralia info: alternatieve vorm: alternatief middel:	Tablet met breukgleuf. NSAID: geeft frequent maagbezwaren. Toelichting in paragraaf 1.4.8. **Mag fijngemalen worden (methode C).** Bij voorkeur met ruim water op nuchtere maag innemen. Acetylsalicylzuur cardio dispertablet. Carbasalaatcalcium (Ascal®) (doseerverhouding: 80:100).
acetylsalicylzuur (6) tablet 500 mg	vorm en middel: enteralia info: alternatief middel:	Tablet met breukgleuf. NSAID: geeft frequent maagbezwaren. Toelichting in paragraaf 1.4.8. **Mag fijngemalen worden (methode C).** Bij voorkeur met ruim water op nuchtere maag innemen. Carbasalaatcalcium (Ascal®) (doseerverhouding: 500:600). In water (in spuit) uiteen laten vallen (methode A).

A

acetylsalicylzuur (7) tablet 30 mg	enteralia info: verenigbaarheid: alternatieve vorm: alternatief middel:	NSAID: geeft frequent maagbezwaren. Toelichting in paragraaf 1.4.8. **Mag fijngemalen worden (methode C).** Bij voorkeur met ruim water op nuchtere maag innemen. Voedsel vertraagt opnamesnelheid. Bij voorkeur op een lege maag innemen: tenminste een half uur voor de maaltijd. Ter voorkoming van maagklachten, innemen na een maaltijd. Acetylsalicylzuur neuro dispertablet. Carbasalaatcalcium (Ascal®) doseerverhouding 500:600. **In water (in spuit) uiteen laten vallen (methode A).**
acetylsalicylzuur/ dipyridamol Asasantin® capsule mga 200/25 mg	vorm en middel: enteralia info: alternatieve vorm:	Capsule met gereguleerde afgifte; fijnmalen geeft mogelijk toxiciteit en te korte werking. **Capsules kunnen geopend worden (methode E).** Korrels niet fijnmalen. Goed naspoelen met water, korrels kunnen dunne sondes verstoppen. Carbasalaatcalcium (Ascal®) en dipyridamol (Persantin®) dragee.
aciclovir (1) Zovirax® tablet 200; 400; 800 mg	vorm en middel: enteralia info: alternatieve vorm:	Disperstablet. **Tablet in water (in spuit) uiteen laten vallen (methode A).** Aciclovir (Zovirax®) suspensie 40 mg/ml. Vloeistof kan kort voor toediening verdund worden met water.
aciclovir (2) Zovirax® tablet 200; 400; 800 mg	vorm en middel: enteralia info: alternatieve vorm:	Tablet zonder breukgleuf. Kan misselijkheid geven. **Tablet in water (in spuit) uiteen laten vallen (methode A).** Aciclovir (Zovirax®) suspensie (40 mg/ml). Vloeistof kan kort voor toediening verdund worden met water.
acipimox Nedios® capsule 250 mg	vorm en middel: enteralia info: alternatief middel:	Capsule met poeder. **Capsules kunnen geopend worden (methode E).** Tijdelijk onderbreken van het geneesmiddel is bijna altijd mogelijk.
acitretine Neotigason® capsule 10; 25 mg	vorm en middel: enteralia info: verenigbaarheid:	Capsule met poeder. Zeer gevoelig voor licht en zuurstof. **Capsules kunnen geopend worden (methode E).** Bij voorkeur toevoegen aan een ondoorzichtige vloeistof (bijv. sondevoeding of melk). Na voor toediening gereed maken direct toedienen. Voedsel verbetert opname.

acrivastine Semprex® capsule 8 mg	vorm en middel: enteralia info: verenigbaarheid:	Capsule met poeder. **Capsules kunnen geopend worden (methode E).** Voedsel beïnvloedt beschikbaarheid niet. Kan met en zonder voedsel worden ingenomen.
adefovir Hepsera® tablet 10 mg	enteralia info: verenigbaarheid:	**Mag fijngemalen worden (methode C).** Voedsel vertraagt opnamesnelheid. Kan met en zonder voedsel worden ingenomen.
albendazol Eskazole® tablet 400 mg	vorm en middel: enteralia info: verenigbaarheid:	Tablet met breukgleuf. Zwangerschapswaarschuwing: categorie D. **Mag fijngemalen worden (methode C).** Bij slikklachten: innemen met vla, yoghurt of appelmoes Voedsel verbetert opname. Met (wat) voedsel innemen.
alendroninezuur Fosamax® tablet 10; 70 mg	vorm en middel: enteralia info: verenigbaarheid: alternatief middel:	Tablet zonder breukgleuf. Kan maagdarmbijwerkingen geven door irritatie slijmvliezen (ulcerogeen). **Mag niet fijngemalen worden.** In verticale houding innemen (i.v.m. kans op oesophagitis), tot 30 minuten na inname niet gaan liggen (bisfosfonaten). Wordt slecht opgenomen: (calciumrijk) voedsel vermindert opname. Op een lege maag innemen: half uur voor het ontbijt. Verminderde opname door antacida en middelen die calcium, ijzer, aluminium of magnesium bevatten. Bisfosfonaat ten minste een half uur voor deze middelen innemen. Overweeg tijdelijk stoppen van het geneesmiddel.
alendroninezuur/ colecalciferol Fosavance® tablet 70 mg	vorm en middel: enteralia info: verenigbaarheid: alternatief middel:	Tablet zonder breukgleuf. Kan maagdarmbijwerkingen geven door irritatie slijmvliezen (ulcerogeen). **Mag niet fijngemalen worden.** In verticale houding innemen (i.v.m. kans op oesophagitis), tot 30 minuten na inname niet gaan liggen (bisfosfonaten). Wordt slecht opgenomen: (calciumrijk) voedsel vermindert opname. Op een lege maag innemen: half uur voor het ontbijt. Verminderde opname door antacida en middelen die calcium, ijzer, aluminium of magnesium bevatten. Bisfosfonaat ten minste een half uur voor deze middelen innemen. Overweeg tijdelijk stoppen van het geneesmiddel.

alfacalcidol Etalpha® capsule 0,25; 0,5; 1 µg	vorm en middel: enteralia info: alternatieve vorm:	Harde capsule met vloeistof. **Capsules kunnen niet geopend worden.** Alfacalcidol (Ethalpha®) druppelvloeistof (2 µg/ml) (ca. 0,1 µgr/druppel).
alfuzosine (1) Xatral® tablet 2,5 mg	vorm en middel: enteralia info:	Tablet zonder breukgleuf. **Mag fijngemalen worden (methode C).**
alfuzosine (2) Xatral XR® tablet mga 10 mg	vorm en middel: enteralia info: alternatieve vorm:	Tablet met gereguleerde afgifte, fijnmalen geeft mogelijk toxiciteit en te korte werking. **Mag niet fijngemalen worden.** Gewone alfusozine (Xatral®) tablet. Keerdosis en doseerinterval aanpassen.
algeldraat Algeldraat® tablet 500 mg	vorm en middel: enteralia info:	Kauwtablet. **Mag fijngemalen worden (methode C).**
algeldraat/ **magnesiumhydroxide** Maalox® Maalox Plus® tablet 100; 200 mg	vorm en middel: enteralia info: verenigbaarheid: alternatieve vorm:	Kauwtablet. **Mag fijngemalen worden (methode C).** Verlaagt de opname van ijzer uit het voedsel. 1 uur voor of 2 uur na de maaltijd innemen. Verminderde opname van diverse geneesmiddelen. Tenminste 2 uur voor of 2 uur na deze middelen innemen. Aluminiumoxide (Antagel®, Maalox®) suspensie.
algeldraat/ **magnesiumtrisilicaat** Gaviscon® tablet 250; 500 mg	vorm en middel: enteralia info: alternatieve vorm:	Kauwtablet. **Mag fijngemalen worden (methode C).** Tijdens de maaltijd innemen. Alginezuur (Gaviscon®) suspensie. Verdun de vloeibare toedieningsvorm. Goed schudden voor gebruik. (Methode F).
alimemazine Nedeltran® tablet 5 mg	vorm en middel: enteralia info: verenigbaarheid:	Tablet zonder breukgleuf. **Mag fijngemalen worden (methode C).** Voedsel beïnvloedt beschikbaarheid niet. Kan met en zonder voedsel worden ingenomen. Verminderde opname door antacida en middelen die calcium, ijzer, aluminium of magnesium bevatten. Neem eerst dit middel in. Neem 2 uur later het ijzerproduct of het antacidum in.

alizapride Litican® tablet 50 mg	vorm en middel: enteralia info: verenigbaarheid: alternatieve vorm:	Tablet zonder breukgleuf. Ontleedt o.i.v. licht. **Mag fijngemalen worden (methode C).** Na fijnmalen direct toedienen. Bij voorkeur op nuchtere maag innemen. Alizapride (Litican®) injectievloeistof 50 mg=2 ml (25 mg/ml). Injectievloeistof kan oraal gegeven worden (methode H).
allopurinol Apurin® Zyloric® tablet 100; 200; 300 mg	vorm en middel: enteralia info: alternatieve vorm:	Tablet met breukgleuf. Kan maagbezwaren geven. **Mag fijngemalen worden (methode C).** Na de maaltijd innemen. Allopurinol (Apurin®) infusievloeistof (1000 mg poeder voor infusie). Intraveneus als infusie toe te dienen.
almotriptan Almogran® tablet 12,5 mg	vorm en middel: enteralia info: verenigbaarheid:	Tablet omhuld. **Mag fijngemalen worden (methode C).** Voedsel beïnvloedt beschikbaarheid niet. Kan met en zonder voedsel worden ingenomen.
alprazolam (1) Xanax® tablet 0,25; 0,5 mg	vorm en middel: enteralia info:	Tablet met breukgleuf. **Mag fijngemalen worden (methode C).**
alprazolam (2) Xanax retard® tablet mga 0,5; 1; 2 mg	vorm en middel: enteralia info: alternatieve vorm:	Tablet met gereguleerde afgifte, fijnmalen geeft mogelijk toxiciteit en te korte werking. **Mag niet fijngemalen worden.** Gewone alprazolam tablet. Keerdosis en doseerinterval aanpassen.
aluminiumhydroxide-magnesiumcarbonaat Regla pH tablet 450 mg	vorm en middel: enteralia info: verenigbaarheid: alternatieve vorm:	Kauwtablet. **Mag fijngemalen worden (methode C).** Verlaagt de opname van ijzer uit het voedsel. Voor optimale opname: 1 uur voor de maaltijd innemen. Verminderde opname van diverse geneesmiddelen. Tenminste 2 uur voor of 2 uur na deze middelen innemen. Regla PH suspensie.
amantadine Symmetrel® capsule 100 mg	vorm en middel: enteralia info: alternatieve vorm:	Harde capsule met vloeistof. **Capsules kunnen niet geopend worden.** Amantadine drank 10 mg/ml (individuele bereiding).
ambroxol Mucoangin® tablet 20 mg	vorm en middel: enteralia info:	Smelttablet. **Tablet in water (in spuit) uiteen laten vallen (methode A).**

ambucetamide/ paracetamol/coffeine Femerital® tablet 100 mg	vorm en middel: enteralia info: verenigbaarheid:	Tablet zonder breukgleuf. Bittere smaak. **Mag fijngemalen worden (methode C).** Voedsel beïnvloedt beschikbaarheid niet. Kan met en zonder voedsel worden ingenomen. Bindt aan galzuurbindende harsen (colestyramine, colestipol) waardoor de absorptie afneemt. Neem dit geneesmiddel 2 uur voor of 4 uur na de actieve kool in. Neem dit geneesmiddel 2 uur voor of 4 uur na de galzuurbindende hars in.
amfotericine B Fungizone® tablet 100 mg	vorm en middel: Risicovolle stof: enteralia info: alternatieve vorm:	Tablet met breukgleuf. antibioticum, mogelijk teratogeen. **Mag niet fijngemalen worden.** Amfotericine (Fungizone®) suspensie 100 mg/ml.
amiloride/ hydrochloorthiazide Amilorid Comp.® Moduretic® tablet 2,5/25; 5/50 mg	vorm en middel: enteralia info:	Tablet zonder breukgleuf. **Mag fijngemalen worden (methode C).**
aminoglutethimide Orimeten® tablet 250 mg	vorm en middel: enteralia info:	Tablet met breukgleuf. Antihormoon. **Mag fijngemalen worden (methode C).**
amiodaron Cordarone® tablet 200 mg	vorm en middel: enteralia info: alternatieve vorm:	Tablet met breukgleuf. **Mag fijngemalen worden (methode C).** Tijdens of vlak na de maaltijd innemen. Amiodaron (Cordarone®) injectievloeistof 150 mg=3 ml (50 mg/ml). Injectievloeistof kan oraal gegeven worden (methode H).
amitriptyline (1) Sarotex® capsule mga 25; 50 mg	vorm en middel: enteralia info: alternatieve vorm:	Capsule met gereguleerde afgifte; fijnmalen geeft mogelijk toxiciteit en te korte werking. **Capsules mogen niet geopend worden.** Amitriptyline (Tryptizol®) tablet.
amitriptyline (2) Sarotex® Tryptizol® tablet 10; 25; 50; 75 mg	vorm en middel: enteralia info:	Tablet zonder breukgleuf. Vieze smaak. **Mag fijngemalen worden (methode C).** Smaak eventueel camoufleren met limonade(siroop) of vruchtensap (zoete vloeistof).
amlodipine Norvasc® tablet 5; 10 mg	vorm en middel: enteralia info:	zonder breukgleuf. Ontleedt o.i.v. licht. **Mag fijngemalen worden (methode C).** Na fijnmalen direct toedienen.

amoxicilline Clamoxyl® tablet 250; 375; 500; 750; 1000 mg	vorm en middel: enteralia info: verenigbaarheid: alternatieve vorm:	Disperstablet met breukgleuf. Kan maagbezwaren geven. **Tablet in water (in spuit) uiteen laten vallen (methode A).** Bij maagklachten eventueel met voedsel en wat melk innemen. Bij voorkeur met ruim water op nuchtere maag innemen. Voedsel vertraagt opnamesnelheid. Amoxicilline poeder voor druppelvloeistof 100 mg/ml; poeder voor suspensie 25 of 50 mg/ml. Vloeistof kan kort voor toediening verdund worden met water.
amoxicilline/ **claritromycine/** **pantoprazol** Pantopac® tablet	enteralia info:	Zie de afzonderlijke middelen voor instructie.
amoxicilline/ **clavulaanzuur** Augmentin® tablet 500/125; 875/125 mg	vorm en middel: enteralia info: alternatieve vorm:	Tablet zonder breukgleuf. **Mag fijngemalen worden (methode C).** Amoxicilline/clavulaanzuur (Augmentin®) poeder voor suspensie 50/12,5 mg/ml.
amprenavir Agenerase capsule 50; 150 mg	vorm en middel: enteralia info: verenigbaarheid: alternatieve vorm:	Zachte capsule met vloeistof. **Capsules mogen niet geopend worden.** Voedsel vermindert opname, dit leidt echter niet tot afname in therapeutisch effect. Kan met en zonder voedsel worden ingenomen. Bindt aan metaalionen, antacida en calcium, waardoor opname afneemt. Neem eerst dit middel in. Neem 2 uur later het ijzerproduct of het antacidum in. Amprenavir (Agenerase®) drank (15 mg/ml). Keerdosis en doseerinterval aanpassen.
amylase/lipase/protease Creon® Creon Forte® capsule mga 150; 300 mg	vorm en middel: enteralia info:	Capsule met EC-granules. Bevat lipase 10.000, amylase 8.000 en protease 600 FIP-E. **Capsules kunnen geopend worden (methode E).** Inhoud van capsule (EC-granules) in licht zure vloeistof (bijv. [sinaas]appelsap) suspenderen, naspoelen met water. Korrels niet fijnmalen. Goed naspoelen met water, korrels kunnen dunne sondes verstoppen. Tijdens de maaltijd innemen.

A

amylase/lipase/protease (1) Panzytrat LD® capsule mga 120 mg	vorm en middel: enteralia info:	Capsule met EC-granules. Bevat lipase 10.000, amylase 9.000 en protease 500 FIP-E. **Capsules kunnen geopend worden (methode E).** Inhoud van capsule (EC-granules) in licht zure vloeistof (bijv. [sinaas]appelsap) suspenderen, naspoelen met water. Korrels niet fijnmalen. Goed naspoelen met water, korrels kunnen dunne sondes verstoppen. Tijdens de maaltijd innemen.
amylase/lipase/protease (2) Pancrease HL® Panzytrat® capsule mga 387,45/300 mg	vorm en middel: enteralia info:	Capsule met EC-granules. Bevat lipase 25.000, amylase 22.500 en protease 1.250 FIP-E. **Capsules kunnen geopend worden (methode E).** Inhoud van capsule (EC-granules) in licht zure vloeistof (bijv. [sinaas]appelsap) suspenderen, naspoelen met water. Korrels niet fijnmalen. Goed naspoelen met water, korrels kunnen dunne sondes verstoppen. Tijdens de maaltijd innemen.
amylase/lipase/protease (3) Pancrease® capsule mga 234,23 mg	vorm en middel: enteralia info:	Capsule met EC-granules. Bevat lipase 5.000, amylase 2.900 en protease 330 FIP-E. **Capsules kunnen geopend worden (methode E).** Inhoud van capsule (EC-granules) in licht zure vloeistof (bijv. [sinaas]appelsap) suspenderen, naspoelen met water. Korrels niet fijnmalen. Goed naspoelen met water, korrels kunnen dunne sondes verstoppen. Tijdens de maaltijd innemen.
anagrelide Xagrid® capsule 0,5 mg	vorm en middel: enteralia info: verenigbaarheid:	Capsule met poeder. Irritatie van huid en ogen. **Capsules mogen niet geopend worden.** Voedsel vermindert opname, dit leidt echter niet tot afname in therapeutisch effect. Kan met en zonder voedsel worden ingenomen.
anastrozol Arimidex® tablet 1 mg	vorm en middel: enteralia info:	Tablet zonder breukgleuf. Antihormoon. **Mag fijngemalen worden (methode C).**
aprepitant Emend® capsule 80; 125 mg	vorm en middel: enteralia info: verenigbaarheid:	Capsule met poeder. **Capsules kunnen geopend worden (methode E).** Na oplossen direct toedienen. Inhoud capsule mag met voedsel gemengd worden.

ascorbinezuur tablet 50; 100; 250; 500 mg	vorm en middel: enteralia info:	Tablet zonder breukgleuf. Ontleedt o.i.v. zuurstof. **Mag fijngemalen worden (methode C).** Na fijnmalen direct toedienen.
atenolol Tenormin® tablet 25; 50; 100 mg	vorm en middel: enteralia info:	Tablet zonder breukgleuf. **Mag fijngemalen worden (methode C).**
atenolol/chloortalidon Tenoretic® tablet 50/12,5; 100/25 mg	vorm en middel: enteralia info:	Tablet 50/12,5 mg bevat geen breukgleuf, 100/25 mg wel. **Mag fijngemalen worden (methode C).**
atorvastatine Lipitor® tablet 10; 20; 40 mg	vorm en middel: enteralia info:	Tablet omhuld. Vieze smaak. **Mag fijngemalen worden (methode C).** Smaak eventueel camoufleren met limonade(siroop) of vruchtensap (zoete vloeistof).
auranofine Ridaura® tablet 3 mg	vorm en middel: enteralia info:	Tablet zonder breukgleuf. **Mag fijngemalen worden (methode C).**
azapropazon (1) Prolixan® capsule 300 mg	vorm en middel: enteralia info: alternatief middel:	Capsule met poeder. NSAID: geeft frequent maagbezwaren. Toelichting in paragraaf 1.4.8. **Capsules kunnen geopend worden (methode E).** Eventueel ander NSAID. NSAID's zijn in veel critical care situaties gecontraïndiceerd.
azapropazon (2) Prolixan® tablet 600 mg	vorm en middel: enteralia info: alternatief middel:	Tablet met breukgleuf. NSAID: geeft frequent maagbezwaren. Toelichting in paragraaf 1.4.8. **Mag fijngemalen worden (methode C).** Eventueel ander NSAID. NSAID's zijn in veel critical care situaties gecontraïndiceerd.
azathioprine (1) Imuran® tablet 25; 50 mg	vorm en middel: enteralia info: alternatieve vorm:	Tablet met breukgleuf. Kankerverwekkend en/of mutageen. Zie ook paragraaf 1.4.3 in inleiding. **Mag niet fijngemalen worden.** Individuele bereiding (suspensie).

A

azathioprine (2) Imuran mitis® tablet 25 mg	vorm en middel: enteralia info: alternatieve vorm:	Tablet zonder breukgleuf. Kankerverwekkend en/of mutageen. Zie ook paragraaf 1.4.3 in inleiding. **Mag niet fijngemalen worden.** Individuele bereiding (suspensie).
azitromycine (1) Zithromax® tablet 250; 500 mg	vorm en middel: enteralia info: alternatieve vorm:	Tablet zonder breukgleuf. **Mag fijngemalen worden (methode C).** Tablet en suspensie kunnen met voedsel ingenomen worden. Azitromycine (Zithromax®) poeder voor suspensie (40 mg/ml).
azitromycine (2) Zithromax® capsule 250 mg	vorm en middel: enteralia info: verenigbaarheid: alternatieve vorm:	Capsule met poeder. **Capsules kunnen geopend worden (methode E).** Voedsel vermindert de biologische beschikbaarheid van capsules met tenminste 50%. Azitromycine (Zithromax®) poeder voor suspensie (40 mg/ml). Suspensie kan met voedsel ingenomen worden.

baclofen Lioresal® tablet 5; 10; 25 mg	vorm en middel: enteralia info: alternatieve vorm:	Tablet met breukgleuf. Kan maagbezwaren geven. **Mag fijngemalen worden (methode C).** Tijdens of vlak na de maaltijd innemen. Baclofen infusievloeistof 2mg=1ml (2 mg/ml) of drank 1 mg/ml (individuele bereiding). Injectievloeistof kan oraal gegeven worden (methode H).
benzbromaron Desuric® tablet 100 mg	vorm en middel: enteralia info:	Tablet met breukgleuf. **Mag fijngemalen worden (methode C).**
betahistine Betaserc® tablet 8; 16 mg	vorm en middel: enteralia info: alternatieve vorm:	Tablet met breukgleuf. **Mag fijngemalen worden (methode C).** Betahistine (Betaserc®) druppelvloeistof 8 mg=1 ml (8 mg/ml). Verdun elke dosering in tenminste 100 ml water.
betamethason Celestone® tablet 0,5 mg	vorm en middel: enteralia info: alternatieve vorm:	Tablet met breukgleuf. **Mag fijngemalen worden (methode C).** Betamethason (Celestone Chronodose®) injectievloeistof 5,7 mg=1 ml (5,7 mg/ml). Injectievloeistof kan oraal gegeven worden (methode H).
bezafibraat Bezalip® tablet mga 400 mg	vorm en middel: enteralia info: verenigbaarheid: alternatieve vorm:	Tablet met gereguleerde afgifte, fijnmalen geeft mogelijk toxiciteit en te korte werking. **Mag niet fijngemalen worden.** Voedsel beïnvloedt beschikbaarheid niet. Kan met en zonder voedsel worden ingenomen. Bindt aan galzuurbindende harsen (colestyramine, colestipol) waardoor de absorptie afneemt. Neem dit geneesmiddel 2 uur voor of 4 uur na de galzuurbindende hars in. Bezafibraat (Bezalip®) tablet. Mag fijngemalen worden. (Methode C).
bicalutamide Casodex® tablet 50 mg	enteralia info: verenigbaarheid:	Antihormoon. **Mag fijngemalen worden (methode C).** Voedsel beïnvloedt beschikbaarheid niet. Kan met en zonder voedsel worden ingenomen.
biperideen Akineton® tablet 2 mg	vorm en middel: enteralia info: alternatieve vorm:	Tablet met breukgleuf. **Mag fijngemalen worden (methode C).** Biperideen (Akineton®) injectievloeistof 5 mg=1 ml (5 mg/ml). Injectievloeistof kan oraal gegeven worden (methode H).

bisacodyl tablet 5 mg	vorm en middel: enteralia info: verenigbaarheid: alternatieve vorm:	Tablet met maagsapresistente coating; werkzame stof dient pas in dikke darm vrij te komen. **Mag niet fijngemalen worden.** Melk tast zuurbestendige laag aan. Niet met melk(producten) innemen. Bisacodyl (Dulcolax®) zetpil; natriumpicosulfaat (Dulco®) druppels.
bisoprolol (1) Emcor deco® tablet 2,5; 7,5 mg	vorm en middel: enteralia info:	Tablet met breukgleuf, omhuld. **Mag fijngemalen worden (methode C).**
bisoprolol (2) Emcor® tablet 5; 10 mg	vorm en middel: enteralia info:	Tablet met breukgleuf. **Mag fijngemalen worden (methode C).**
bisoprolol/ hydrochloorthiazide Emcoretic® tablet 5/12,5; 10/25 mg	vorm en middel: enteralia info: verenigbaarheid:	Tablet omhuld. Ontleedt o.i.v. licht. **Mag fijngemalen worden (methode C).** Na fijnmalen direct toedienen. Voedsel beïnvloedt beschikbaarheid niet. Kan met en zonder voedsel worden ingenomen.
bosentan Tracleer® tablet 62,5; 125 mg	vorm en middel: enteralia info: verenigbaarheid:	Tablet omhuld. **Mag fijngemalen worden (methode C).** Voedsel beïnvloedt beschikbaarheid niet. Kan met en zonder voedsel worden ingenomen.
bromazepam Lexotanil® tablet 3; 6 mg	vorm en middel: enteralia info:	Tablet met breukgleuf. **Mag fijngemalen worden (methode C).**
bromocriptine (1) Parlodel® capsule 5; 10 mg	vorm en middel: enteralia info: verenigbaarheid:	Capsule met poeder. Kan maagbezwaren geven. **Capsules kunnen geopend worden (methode E).** Voedsel vertraagt opnamesnelheid. Bij voorkeur innemen tijdens of vlak na de maaltijd.
bromocriptine (2) Parlodel® tablet 2,5 mg	vorm en middel: enteralia info:	Tablet met breukgleuf. Kan maagbezwaren geven. **Mag fijngemalen worden (methode C).** Met eten of melk innemen.
broomhexine Bisolvon® tablet 4; 8 mg	vorm en middel: enteralia info: alternatieve vorm:	Tablet met breukgleuf. **Mag fijngemalen worden (methode C).** Broomhexine drank 1,6 mg/ml

broomperidol Impromen® tablet 5; 10 mg	vorm en middel: enteralia info: alternatieve vorm:	Tablet zonder breukgleuf. **Mag fijngemalen worden (methode C).** Broomperidol (Impromen®) druppelvloeistof (2 mg/ml) of broomperidol (als decanoaat) i.m. depot (Impromen® Decanoas) (50 mg/ml). Bij dosering boven de 5 mg broomperidol (druppels): overweeg over te gaan op een ander antipsychoticum. Vloeistof kan kort voor toediening verdund worden met water.
brotizolam Lendormin® tablet 0,25 mg	vorm en middel: enteralia info:	Tablet met breukgleuf. **Mag fijngemalen worden (methode C).**
budesonide (1) Budenofalk® capsule mga 3 mg	vorm en middel: enteralia info: verenigbaarheid: alternatieve vorm: alternatief middel:	Capsule met granulaat met gereguleerde afgifte. Kan maagdarmbezwaren geven **Capsules kunnen geopend worden (methode E).** Korrels niet fijnmalen. Goed naspoelen met water, korrels kunnen dunne sondes verstoppen. Inhoud capsule mag met voedsel gemengd worden. Voor optimale opname: 1 uur voor de maaltijd innemen. Verminderde opname door antacida en middelen die calcium, ijzer, aluminium of magnesium bevatten. Afhankelijk van lokalisatie; budesonideklysma (2 mg=100 ml). Afhankelijk van lokalisatie; eventueel beclometason dipropionaat klysma (3 mg/g).
budesonide (2) Entocort® capsule mga 3 mg	vorm en middel: enteralia info: alternatieve vorm: alternatief middel:	Capsule met granulaat met gereguleerde afgifte. **Capsules kunnen geopend worden (methode E).** Afhankelijk van lokalisatie; budesonideklysma (2 mg=100 ml). Afhankelijk van lokalisatie; eventueel beclometason dipropionaat klysma (3 mg/g).
buflomedil Loftyl® tablet 150 mg	vorm en middel: enteralia info:	Tablet zonder breukgleuf. **Mag fijngemalen worden (methode C).**

buiktyfusvaccin Vivotif Berna® capsule 2x10E9	vorm en middel: enteralia info: verenigbaarheid: alternatieve vorm:	Capsule met maagsapresistente coating. Ontleedt o.i.v. licht. **Capsules mogen niet geopend worden.** Voedsel vertraagt en vermindert opname. Voor optimale opname: 1 uur voor de maaltijd innemen. Bindt aan antacida, waardoor opname afneemt. Neem eerst dit middel in. Neem 2 uur later het ijzerproduct of het antacidum in. Tyfusvaccin (Typherix® of Typhim Vi®) injectievloeistof (0,05 mg/ml). Injectievloeistof niet oraal toepassen bij slikklachten.
bumetanide Burinex® tablet 1; 2; 5 mg	vorm en middel: enteralia info: alternatieve vorm:	Tablet met breukgleuf. **Mag fijngemalen worden (methode C).** Bumetanide (Burinex®) injectievloeistof 1 mg=2 ml (0,5 mg/ml). Injectievloeistof kan oraal gegeven worden (methode H).
buprenorfine Temgesic S.L.® tablet 0,2; 0,4 mg	vorm en middel: enteralia info: alternatieve vorm:	Smelttablet (sublinguaal). **Mag niet fijngemalen worden.** Buprenorfine (Temgesic®) injectievloeistof (0,3 mg/ml). Injectievloeistof niet oraal toepassen bij slikklachten.
bupropion Zyban® Corzen® Quomem® Zyntabac® tablet mga 150 mg	vorm en middel: enteralia info: verenigbaarheid:	Tablet met gereguleerde afgifte, fijnmalen geeft mogelijk toxiciteit en te korte werking. **Mag niet fijngemalen worden.** Voedsel verbetert opname. Kan met en zonder voedsel worden ingenomen.
buspiron Buspar® tablet 10 mg	enteralia info: verenigbaarheid:	**Mag niet fijngemalen worden.** Voedsel verhoogt opname, dit leidt echter niet tot verandering in therapeutisch effect. Kan met en zonder voedsel worden ingenomen.
busulfan Myeleran® tablet 2 mg	vorm en middel: enteralia info: alternatief middel:	Tablet zonder breukgleuf. Kankerverwekkend en/of mutageen. Zie ook paragraaf 1.4.3 in inleiding. **Mag niet fijngemalen worden.** Overleg de mogelijkheden met apotheker.

cabergoline Dostinex® tablet 0,5 mg	enteralia info:	**Mag fijngemalen worden (methode C).**

calcevita roche tablet	vorm en middel: enteralia info:	Bruistablet. **Tablet eerst oplossen en laten uitbruisen (methode G).** Verminderde opname van diverse geneesmiddelen. Tenminste 2 uur voor of 2 uur na deze middelen innemen.

calcitriol Rocaltrol® capsule 0,25; 0,5 µg	vorm en middel: enteralia info: alternatieve vorm:	Zachte capsule met vloeistof. **Capsules mogen niet geopend worden.** Ter voorkoming van maagklachten: met voedsel innemen. Bindt aan galzuurbindende harsen (colestyramine, colestipol) waardoor de absorptie afneemt. Neem dit geneesmiddel 2 uur voor of 4 uur na de galzuurbindende hars in. Calcitriol (Rocaltrol®) druppels (1 µg/ml)

calciumacetaat Phos-Ex® tablet 250 mg	enteralia info:	**Mag fijngemalen worden (methode C).** Tijdens de maaltijd innemen. Verminderde opname van diverse geneesmiddelen. Neem eerst dit middel in. Neem 2 uur later het ijzerproduct of het antacidum in. Tenminste 2 uur voor of 2 uur na deze middelen innemen.

calciumcarbonaat (1) Cacit® tablet '500' 1250; '1000' 2500 mg	vorm en middel: enteralia info: alternatief middel:	Bruistablet. Bevat calcium 500 mg (=12,5 mmol) resp 1000 mg (=25 mmol) per tablet. **Tablet eerst oplossen en laten uitbruisen (methode G).** Verminderde opname van vele geneesmiddelen. Raadpleeg de bijsluiter. Bij indicatie osteoporose: overweeg tijdelijk stoppen van het geneesmiddel.

calciumcarbonaat (2) Calci Chew® tablet '500' 1250; '1000' 2500 mg	vorm en middel: enteralia info: alternatief middel:	Kauwtablet. Bevat calcium 500 mg (=12,5 mmol) resp 1000 mg (=25 mmol) per tablet. **Tablet in water (in spuit) uiteen laten vallen (methode A).** Verminderde opname van vele geneesmiddelen. Raadpleeg de bijsluiter. Bij indicatie osteoporose: overweeg tijdelijk stoppen van het geneesmiddel.

calciumcarbonaat/ colecalciferol Calcichew D3® tablet 500/400 mg/IE	vorm en middel: enteralia info: verenigbaarheid: alternatieve vorm: alternatief middel:	Kauwtablet. **Tablet in water (in spuit) uiteen laten vallen (methode A).** Bij slikklachten: innemen met vla, yoghurt of appelmoes Oxaalzuur (spinazie, rabarber) en fytinezuur (volkoren graan) kunnen de absorptie van calcium verminderen. Voor een goede opname: 2 uur voor de maaltijd innemen. Verminderde opname van vele geneesmiddelen. Raadpleeg de bijsluiter. Raadpleeg de bijsluiter. Calciumcarbonaat/colecalciferol (CAD®; Calcium D Sandoz®) bruisgranulaat of bruistablet. Tablet eerst oplossen en laten uitbruisen (methode G). Bij indicatie osteoporose: overweeg tijdelijk stoppen van het geneesmiddel.
calciumcarbonaat/ lactogluconaat Calcium Sandoz Forte®; Fortissimum® tablet 0,3/2,94; 0,8/5,23 g	vorm en middel: enteralia info: alternatief middel:	Bruistablet. Bevat calcium 500 mg (=12,5 mmol) resp 1000mg (=25mmol) per tablet. **Tablet eerst oplossen en laten uitbruisen (methode G).** Verminderde opname van vele geneesmiddelen. Raadpleeg de bijsluiter. Bij indicatie osteoporose: overweeg tijdelijk stoppen van het geneesmiddel.
calciumcarbonaat/ magnesiumsubcarbonaat Rennie® tablet 680/80 mg	vorm en middel: enteralia info: alternatieve vorm:	Kauwtablet. **Tablet in water (in spuit) uiteen laten vallen (methode A).** Bij voorkeur 1 uur na de maaltijd innemen. Verminderde opname van vele geneesmiddelen. Raadpleeg de bijsluiter. Rennie® Duo Sachets of Refluxine® Suikervrije suspensie. Bij indicatie osteoporose: overweeg tijdelijk stoppen van het geneesmiddel
calciumgluconaat tablet '45' 500 mg	vorm en middel: enteralia info: alternatief middel:	Kauwtablet. Bevat calcium 45 mg per tablet. **Mag fijngemalen worden (methode C).** Bij indicatie osteoporose: overweeg tijdelijk stoppen van het geneesmiddel.

calciumlactaat tablet 500 mg	vorm en middel: enteralia info: verenigbaarheid:	Kauwtablet. **Tablet in water (in spuit) uiteen laten vallen (methode A).** Oxaalzuur (spinazie, rabarber) en fytinezuur (volkoren graan) kunnen de absorptie van calcium verminderen. Voor een goede opname: 2 uur voor de maaltijd innemen. Verminderde opname van diverse geneesmiddelen. Neem 3 uur voor of 3 uur na de tetracycline dit geneesmiddel in. Neem dit geneesmiddel 2 uur voor of 4 uur na de galzuurbindende hars in. Bij indicatie osteoporose: overweeg tijdelijk stoppen van het geneesmiddel
candesartan Atacand® tablet 4; 8; 16; 32 mg	vorm en middel: enteralia info:	Tablet met breukgleuf. **Mag fijngemalen worden (methode C).**
candesartan/ hydrochloorthiazide Atacand Plus® tablet 16/12,5 mg	vorm en middel: enteralia info: verenigbaarheid:	Tablet met breukgleuf. **Mag fijngemalen worden (methode C).** Voedsel beïnvloedt beschikbaarheid niet. Kan met en zonder voedsel worden ingenomen.
capecitabine Xeloda® tablet 150; 500 mg	vorm en middel: enteralia info: verenigbaarheid:	Tablet omhuld. Kankerverwekkend en/of mutageen; zie paragraaf 1.4.3. **Mag niet fijngemalen worden.** Voedsel vertraagt en vermindert opname. Tijdens of vlak na de maaltijd innemen.
captopril Capoten® tablet 12,5; 25; 50 mg	vorm en middel: enteralia info: verenigbaarheid:	Tablet met breukgleuf. **Mag fijngemalen worden (methode C).** Voedsel vermindert opname met 30-40%. Op een lege maag innemen: geen (sonde)voeding 2 uur voor tot 2 uur na inname geneesmiddel.
captopril/ hydrochloorthiazide tablet 50/25 mg	vorm en middel: enteralia info: verenigbaarheid:	Tablet met breukgleuf. **Mag fijngemalen worden (methode C).** Voedsel vermindert opname. Op een lege maag innemen: geen (sonde)voeding 2 uur voor tot 2 uur na inname geneesmiddel.

carbamazepine (1) tablet 100; 200 mg	vorm en middel: enteralia info: verenigbaarheid: alternatieve vorm:	Tablet met breukgleuf. **Mag fijngemalen worden (methode C).** (Sonde)voeding vertraagt opnamesnelheid en vermindert opname met tenminste 10%. Controle bloedspiegel. Indien mogelijk op een lege maag innemen: geen (sonde)voeding 2 uur voor en 1 uur na inname geneesmiddel. Carbamazepine (Tegretol®) suspensie 20 mg/ml Eventueel controle bloedspiegel. Vloeistof kan kort voor toediening verdund worden met water.
carbamazepine (2) tablet mga 400 mg	vorm en middel: enteralia info: alternatieve vorm: alternatief middel:	Tablet met gereguleerde afgifte, fijnmalen geeft mogelijk toxiciteit en te korte werking. **Mag niet fijngemalen worden.** Carbamazepine gewone tablet, carbamazepine (Tegretol®) suspensie 20 mg/ml Eventueel controle bloedspiegel. Vloeistof kan kort voor toediening verdund worden met water. Eventueel na overleg met apotheker: rectale toedieningsvorm (individuele bereiding).
carbamazepine (3) Tegretol CR® tablet mga 200; 400 mg	vorm en middel: enteralia info: alternatieve vorm: alternatief middel:	Tablet met gereguleerde afgifte, fijnmalen geeft mogelijk toxiciteit en te korte werking. **Mag niet fijngemalen worden.** Carbamazepine gewone tablet, carbamazepine (Tegretol®) suspensie 20 mg/ml. Eventueel controle bloedspiegel. Vloeistof kan kort voor toediening verdund worden met water. Eventueel na overleg met apotheker: rectale toedieningsvorm (individuele bereiding).
carbasalaatcalcium (1) Ascal® tablet 38; 100 mg	vorm en middel: enteralia info: alternatieve vorm:	Bruistablet. NSAID: geeft frequent maagbezwaren. Toelichting in paragraaf 1.4.8. **Tablet eerst oplossen en laten uitbruisen (methode G).** Bij voorkeur met ruim water op nuchtere maag innemen. Carbasalaatcalcium poeder.

carbasalaatcalcium (2) Ascal® tablet 38; 100 mg	vorm en middel: enteralia info: verenigbaarheid: alternatieve vorm:	Disperstablet. NSAID: geeft frequent maagbezwaren. Toelichting in paragraaf 1.4.8. **Tablet in water (in spuit) uiteen laten vallen (methode A).** Bij voorkeur voor de maaltijd innemen. Voedsel vertraagt opnamesnelheid. Bij voorkeur op een lege maag innemen: 1 uur voor of 2 uur na voedsel. Carbasalaat calcium bruistablet/poeder. Tablet in water (in spuit) uiteen laten vallen (methode A).
carbimazol tablet 5 mg	vorm en middel: enteralia info:	Tablet met breukgleuf. **Mag fijngemalen worden (methode C).**
carbocisteïne Balsoclase® Rhinathiol® tablet 750; 1000; 3000 mg	vorm en middel: enteralia info: alternatieve vorm:	Bruistablet. **Tablet eerst oplossen en laten uitbruisen (methode G).** Carbocisteïne (Mucodyne®) drank (50 mg/ml); (Rhinathiol®) drank (20 mg/ml). Vloeistof kan kort voor toediening verdund worden met water.
carvedilol Eucardic® tablet 3,125; 6,25; 12,5; 25 mg	vorm en middel: enteralia info:	Tablet met breukgleuf. **Mag fijngemalen worden (methode C).**
cefaclor (1) Ceclor® capsule 250; 500 mg	vorm en middel: enteralia info: verenigbaarheid: alternatieve vorm:	Capsule met poeder. **Capsules kunnen geopend worden (methode E).** Gebruik bescherming voor handen, ogen en mond. Voedsel beïnvloedt beschikbaarheid niet. Kan met en zonder voedsel worden ingenomen. Cefaclor suspensie 25 mg/ml of 50 mg/ml. Vloeistof kan kort voor toediening verdund worden met water.
cefaclor (2) tablet 250; 500 mg	vorm en middel: enteralia info: verenigbaarheid: alternatieve vorm:	Tablet omhuld. **Mag fijngemalen worden (methode C).** Gebruik bescherming voor handen, ogen en mond. Voedsel beïnvloedt beschikbaarheid niet. Kan met en zonder voedsel worden ingenomen. Cefaclor suspensie 25 mg/ml of 50 mg/ml. Vloeistof kan kort voor toediening verdund worden met water.
cefalexine Keforal® tablet 500 mg	enteralia info: verenigbaarheid:	**Mag fijngemalen worden (methode C).** Gebruik bescherming voor handen, ogen en mond. Voedsel beïnvloedt beschikbaarheid niet. Kan met en zonder voedsel worden ingenomen.

cefpodoxim Orelox® tablet 100 mg	enteralia info: verenigbaarheid:	Mag fijngemalen worden (methode C). Gebruik bescherming voor handen, ogen en mond. Voedsel verbetert opname. Bij voorkeur innemen tijdens of vlak na de maaltijd. Bindt aan antacida, waardoor opname afneemt. Neem eerst dit middel in. Neem 2 uur later het ijzerproduct of het antacidum in.
cefradine Maxisporine® capsule 250; 500 mg	vorm en middel: enteralia info: alternatief middel:	Capsule met poeder. **Capsules kunnen geopend worden (methode E).** Cefaclor suspensie 25 mg/ml of 50 mg/ml.
celecoxib Celebrex® capsule 100; 200 mg	vorm en middel: enteralia info: verenigbaarheid:	Capsule met poeder. Kan maagbezwaren geven. **Capsules kunnen geopend worden (methode E).** Voedsel vertraagt opnamesnelheid. Kan met en zonder voedsel worden ingenomen.
celiprolol Dilanorm® tablet 200; 400 mg	vorm en middel: enteralia info:	Tablet met breukgleuf. **Mag fijngemalen worden (methode C).**
cetirizine Zyrtec® tablet 10 mg	vorm en middel: enteralia info: alternatieve vorm:	Tablet met breukgleuf. **Mag fijngemalen worden (methode C).** Cetirizine (Zyrtec®) drank 1 mg/ml.
chloorambucil Leukeran® tablet 2 mg	vorm en middel: enteralia info:	Tablet omhuld zonder breukgleuf. Kankerverwekkend en/of mutageen. Zie ook paragraaf 1.4.3 in inleiding. **Mag niet fijngemalen worden.**
chloordiazepoxide tablet 5; 10; 25 mg	vorm en middel: enteralia info:	Tablet omhuld. **Mag fijngemalen worden (methode C).**
chloorpromazine tablet 25 mg	vorm en middel: enteralia info:	Tablet met breukgleuf. **Mag fijngemalen worden (methode C).**
chloortalidon (1) Hygroton® tablet 25; 50 mg	vorm en middel: enteralia info:	Tablet met breukgleuf. **Mag fijngemalen worden (methode C).**
chloortalidon (2) tablet 12,5;25; 50 mg	vorm en middel: enteralia info:	Tablet zonder breukgleuf. **Mag fijngemalen worden (methode C).**

chloroquine Nivaquine® tablet 100 mg	vorm en middel: enteralia info:	Tablet met breukgleuf. Bittere smaak. **Mag fijngemalen worden (methode C).** Smaak is niet te maskeren: niet geschikt om fijn te malen bij slikklachten. Tijdens of vlak na (sonde)voeding innemen.
ciclosporine Neoral® capsule 25; 100 mg	vorm en middel: enteralia info: verenigbaarheid: alternatieve vorm: alternatief middel:	Harde capsule met vloeistof. **Capsules kunnen niet geopend worden.** Onverenigbaar met grapefruitsap. Ciclosporine (Neoral®) drank 100 mg/ml (micro-emulsiepreparaat, bio-equivalent aan capsules). De biologische beschikbaarheid van ciclosporine hangt af van geneesmiddelvorm en toedieningsweg. Tevens nauwe therapeutische breedte: risico over- of onderdosering. Drank voor toediening verdunnen met melk of vruchtensap. Na omschakeling, controle bloedspiegel en eventueel dosering aanpassen. Ciclosporine (Sandimmune®) (50 mg/m)l, intraveneus.
cimetidine (1) Tagamet® tablet 400; 800 mg	vorm en middel: enteralia info:	Bruistablet. **Tablet eerst oplossen en laten uitbruisen (methode G).**
cimetidine (2) Tagamet Tiltab® tablet 200; 400; 800 mg	vorm en middel: enteralia info:	Tablet zonder breukgleuf. **Mag fijngemalen worden (methode C).**
cinnarizine tablet 25 mg	vorm en middel: enteralia info: verenigbaarheid:	Tablet zonder breukgleuf. **Mag fijngemalen worden (methode C).** Trage en variabele opname (mogelijk pH afhankelijk). Tijdens of vlak na de maaltijd innemen.
cinnarizine/chloorcyclizine Primatour® tablet 12,5/25 mg	vorm en middel: enteralia info:	Tablet met breukgleuf. **Mag fijngemalen worden (methode C).**
ciprofloxacine Ciproxin® tablet 250; 500; 750 mg	vorm en middel: enteralia info: verenigbaarheid: alternatieve vorm:	Tablet met breukgleuf, omhuld. **Mag fijngemalen worden (methode C).** Bij voorkeur op nuchtere maag innemen. Niet met melk(producten) innemen. Bindt aan metaalionen, antacida en calcium, waardoor opname met 25% afneemt. Ciprofloxacine (Ciproxin®) suspensie 50 mg/ml of 100 mg/ml; parenterale toedieningsvorm.

C

cisapride Prepulsid® tablet 10; 20 mg	vorm en middel: enteralia info: verenigbaarheid: alternatieve vorm:	Tablet met breukgleuf. **Mag fijngemalen worden (methode C).** Wordt snel en volledig opgenomen. Onverenigbaar met grapefruitsap. 15-30 minuten voor voeding toedienen en indien nodig voor de nacht. Cisapride (Prepulsid pediatrie®) suspensie 1 mg/ml
citalopram Cipramil® tablet 10; 20; 40 mg	vorm en middel: enteralia info: alternatieve vorm:	Tablet omhuld met breukgleuf. Bittere smaak. **Mag fijngemalen worden (methode C).** Smaak eventueel camoufleren met limonade(siroop) of vruchtensap (zoete vloeistof). Citalopram (Cipramil®) druppelvloeistof 40 mg/ml De biologische beschikbaarheid van druppels is 25% hoger dan die van de tablet. Druppels eventueel mengen met (sinaas)appelsap. Druppels niet mengen met melk of thee.
claritromycine Klacid® tablet 250; 500 mg	vorm en middel: enteralia info: verenigbaarheid: alternatieve vorm:	Tablet zonder breukgleuf. Kan maagbezwaren geven. **Mag niet fijngemalen worden.** Bij voorkeur met ruim water op nuchtere maag innemen. Voedsel beïnvloedt beschikbaarheid niet. Claritromycine granulaat voor suspensie 50 mg/ml.
clemastine Tavegil® tablet 1 mg	vorm en middel: enteralia info: alternatieve vorm:	Tablet met breukgleuf. **Mag fijngemalen worden (methode C).** Clemastine (Tavegil®) injectievloeistof (1 mg/ml). Injectievloeistof kan oraal gegeven worden (methode H).
clindamycine Dalacin C® capsule 150; 300 mg	vorm en middel: enteralia info: alternatieve vorm:	Capsule met poeder. **Capsules kunnen geopend worden (methode E).** Clindamycine (Dalacin C ®) poeder voor suspensie 15 mg/ml; injectievloeistof 600 mg=4 ml of 300 mg=2 ml 150 mg/ml. Injectievloeistof kan oraal gegeven worden (methode H).
clobazam Frisium® tablet 10; 20 mg	vorm en middel: enteralia info:	Tablet met breukgleuf. **Mag fijngemalen worden (methode C).**

clodroninezuur Ostac® tablet 520 mg	vorm en middel: enteralia info: verenigbaarheid: alternatief middel:	Tablet omhuld met breukgleuf. Kan misselijkheid geven. **Mag fijngemalen worden (methode C).** Vormt onoplosbare verbindingen met calcium. Niet met melk(producten) innemen. Op een lege maag innemen: geen (sonde)voeding 2 uur voor tot 2 uur na inname geneesmiddel. Verminderde opname door antacida en middelen die calcium, ijzer, aluminium of magnesium bevatten. Bifosfonaat tenminste 2 uur voor tot 2 uur na deze middelen innemen. Overweeg tijdelijke stoppen van het geneesmiddel.
clomipramine (1) Anafranil® dragee 10; 25 mg	vorm en middel: enteralia info: alternatief middel:	Tablet omhuld. **Mag fijngemalen worden (methode C).** Eventueel na overleg met apotheker: clomipramine zetpil (individuele bereiding).
clomipramine (2) Anafranil retard® tablet mga 75 mg	vorm en middel: enteralia info: alternatief middel:	Tablet met gereguleerde afgifte, fijnmalen geeft mogelijk toxiciteit en te korte werking. **Mag niet fijngemalen worden.** Eventueel na overleg met apotheker: clomipramine zetpil (individuele bereiding).
clonazepam Rivotril® tablet 0,5; 2 mg	vorm en middel: enteralia info: alternatieve vorm:	Tablet met breukgleuf. **Mag fijngemalen worden (methode C).** Clonazepam (Rivotril®) druppels (2,5 mg/ml). Druppels in wangzak instilleren.
clonidine (1) Dixarit® dragee 0,025 mg	vorm en middel: enteralia info: alternatieve vorm:	Tablet omhuld. **Mag fijngemalen worden (methode C).** Clonidine (Catapresan®) injectievloeistof 150 mcg=1 ml (0,15 mg/ml). Injectievloeistof kan oraal gegeven worden (methode H).
clonidine (2) Catapresan® tablet 0,025; 0,15 mg	vorm en middel: enteralia info: alternatieve vorm:	Tablet met breukgleuf. **Mag fijngemalen worden (methode C).** Clonidine (Catapresan®) injectievloeistof 150 mcg=1 ml (0,15 mg/ml). Injectievloeistof kan oraal gegeven worden (methode H).
clopidogrel Plavix® tablet 75 mg	vorm en middel: enteralia info:	Tablet omhuld zonder breukgleuf. **Mag fijngemalen worden (methode C).**
clorazepinezuur (1) Tranxene® capsule 5; 10 mg	vorm en middel: enteralia info:	Capsule met poeder. **Capsules kunnen geopend worden (methode E).**

C

clorazepinezuur (2) Tranxene® tablet 20; 50 mg	vorm en middel: enteralia info:	Tablet met breukgleuf. **Mag fijngemalen worden (methode C).**
clozapine tablet 25; 100 mg	vorm en middel: enteralia info:	Tablet met breukgleuf. **Mag fijngemalen worden (methode C).**
codeine tablet 10; 15; 20 mg	vorm en middel: enteralia info: alternatieve vorm:	Tablet met breukgleuf. **Mag fijngemalen worden (methode C).** Stroop (0,5 mg/ml) (Bronchicum extra sterk stroop, nieuwe formule). Keerdosis en doseerinterval aanpassen.
colchicine tablet 0,5 mg	vorm en middel: enteralia info:	Tablet met breukgleuf. **Mag fijngemalen worden (methode C).**
colecalciferol Devaron® tablet 400 IE	vorm en middel: enteralia info: alternatief middel:	Tablet zonder breukgleuf. **Mag fijngemalen worden (methode C).** Overweeg tijdelijk stoppen van het geneesmiddel.
colestipol Colestid® tablet 1000 mg	vorm en middel: enteralia info: alternatieve vorm: alternatief middel:	Tablet zonder breukgleuf. Kan maagulcera verergeren. Complexvormer met anionen. **Mag niet fijngemalen worden.** Colestipol poeder 5 gram (doseerverhouding 2 : 5). Toevoegen aan ruime hoeveelheid water. Verstopt de sonde. Overweeg tijdelijk stoppen van het geneesmiddel.
colistine Belcomycine® tablet 75 mg	vorm en middel: enteralia info:	Tablet met breukgleuf. **Mag fijngemalen worden (methode C).**
cortison tablet 5; 25 mg	vorm en middel: enteralia info:	Tablet met breukgleuf. **Mag fijngemalen worden (methode C).**
cotrimoxazol Sulfotrim® tablet 120; 480; 960 mg	vorm en middel: enteralia info: alternatieve vorm:	Tablet met breukgleuf. **Mag fijngemalen worden (methode C).** Co-trimoxazol (Bactrimel®) suspensie (48 mg/ml); concentraat voor infusie (96 mg/ml). Injectievloeistof kan oraal gegeven worden (methode H).

cyanocobalamine co 57 capsule 1 µg	vorm en middel: enteralia info:	Capsule met poeder. **Capsules mogen niet geopend worden.** Bindt aan galzuurbindende harsen (colestyramine, colestipol) waardoor de absorptie afneemt. Neem dit geneesmiddel 2 uur voor of 4 uur na de galzuurbindende hars in.
cyclofosfamide Endoxan® dragee 50 mg	vorm en middel: enteralia info: alternatieve vorm:	Tablet omhuld. Kankerverwekkend en/of mutageen. Zie ook paragraaf 1.4.3 in inleiding. **Mag niet fijngemalen worden.** Suspensie (individuele bereiding).
cyproheptadine Periactin® tablet 4 mg	vorm en middel: enteralia info:	Tablet met breukgleuf. **Mag fijngemalen worden (methode C).**

danazol Danatrol® capsule 100; 200 mg	vorm en middel: enteralia info: verenigbaarheid: alternatieve vorm:	Capsule met poeder. Antihormoon. **Capsules mogen niet geopend worden.** Vet voedsel verdrievoudigt opname. Suspensie (individuele bereiding).
dantroleen Dantrium® capsule 25; 50 mg	vorm en middel: enteralia info:	Capsule met poeder. Slechte oplosbaarheid. Trage en variabele opname (pH afhankelijk). **Capsules kunnen geopend worden (methode E).** Inhoud oplossen in vruchtensap (geen water of koffie). Na oplossen direct toedienen.
dapson tablet 100 mg	vorm en middel: enteralia info:	Tablet met breukgleuf. **Mag fijngemalen worden (methode C).**
desmopressine Minrin® tablet 0,1; 0,2 mg	vorm en middel: enteralia info: alternatieve vorm:	Tablet met breukgleuf. **Mag fijngemalen worden (methode C).** Desmopressine (Minrin®) neusspray of neusdruppels 0,1 mg/ml. Zo nodig keerdosis en doseerinterval aanpassen.
dexametason capsule 40 mg	vorm en middel: enteralia info: alternatieve vorm:	Capsule met poeder. **Capsules kunnen geopend worden (methode E).** Dexamethason injectievloeistof (4 mg/ml of 20 mg/ml). Injectie-/infusievloeistof kan oraal gegeven worden (methode H).
dexamethason Oradexon® tablet 0,5; 1,5 mg	vorm en middel: enteralia info: alternatieve vorm:	Tablet met breukgleuf. **Mag fijngemalen worden (methode C).** Dexamethason injectievloeistof (4 mg/ml of 20 mg/ml). Injectievloeistof kan oraal gegeven worden (methode H).
dexchloorfeniramine (1) Polaramine® tablet 2 mg	vorm en middel: enteralia info:	Tablet met breukgleuf. **Mag fijngemalen worden (methode C).**
dexchloorfeniramine (2) Polaramine Repetabs® tablet mga 6 mg	vorm en middel: enteralia info: alternatieve vorm:	Tablet met gereguleerde afgifte, fijnmalen geeft mogelijk toxiciteit en te korte werking. **Mag niet fijngemalen worden.** Gewone dexchloorfeniramine (Polaramine®) tablet. Keerdosis en doseerinterval aanpassen.
dexetimide Tremblex® tablet 0,5 mg	vorm en middel: enteralia info: alternatieve vorm:	Tablet met breukgleuf. **Mag fijngemalen worden (methode C).** Dexetimide (Tremblex®) injectievloeistof 0,25 mg= 2 ml (0,125 mg/ml). Injectievloeistof kan oraal gegeven worden (methode H).

dextropropoxyfeen Depronal® capsule mga 150 mg	vorm en middel: enteralia info: alternatief middel:	Capsule met gereguleerde afgifte; fijnmalen geeft mogelijk toxiciteit en te korte werking. **Capsules kunnen geopend worden (methode E).** Korrels niet fijnmalen. Goed naspoelen met water, korrels kunnen dunne sondes verstoppen. Paracetamol/codeinefosfaat of buprenorfine (Temgesic®).
diazepam tablet 2; 5; 10 mg	vorm en middel: enteralia info: alternatieve vorm:	Tablet met breukgleuf. **Mag fijngemalen worden (methode C).** Diazepam injectievloeistof 10 mg = 2 ml (5 mg/ml); Diazepam rectiole. Injectievloeistof kan oraal gegeven worden (methode H).
diazoxide Proglicem® capsule 100 mg	vorm en middel: enteralia info:	Capsule met poeder. **Capsules kunnen geopend worden (methode E).** Bij slikklachten: innemen met vla, yoghurt of appelmoes
diclofenac (1) Cataflam® dragee 50 mg	vorm en middel: enteralia info: alternatieve vorm: alternatief middel:	Tablet omhuld. NSAID: geeft frequent maagbezwaren. Toelichting in paragraaf 1.4.8. **Mag fijngemalen worden (methode C).** Bij voorkeur voor de maaltijd innemen. Diclofenac zetpil (dezelfde dosis); diclofenac (Voltaren®) i.m. injectie (dezelfde dosis). Zo nodig keerdosis en doseerinterval aanpassen. Eventueel ander NSAID.
diclofenac (2) tablet 25; 50 mg	vorm en middel: alternatieve vorm: alternatief middel:	Tablet met maagsapresistente coating. NSAID: geeft frequent maagbezwaren. Toelichting in paragraaf 1.4.8. Diclofenac zetpil (dezelfde dosis); diclofenac (Voltaren®) i.m. injectie (dezelfde dosis). Zo nodig keerdosis en doseerinterval aanpassen. Eventueel ander NSAID.
diclofenac (3) Diclofenac retard® Voltaren® tablet mga 75; 100 mg	vorm en middel: enteralia info: alternatieve vorm: alternatief middel:	Tablet met gereguleerde afgifte. 82% beschikbaar t.o.v. EC-vorm. Kan maagbezwaren geven. **Mag niet fijngemalen worden.** Zie ook paragraaf 3.5 (NSAIDs) in inleiding. Diclofenac zetpil (dezelfde dosis); Diclofenac (Voltaren®) i.m. injectie (dezelfde dosis). Zo nodig keerdosis en doseerinterval aanpassen. Eventueel ander NSAID.

diclofenac/misoprostol Arthrotec® tablet 50/0,2; 75/0,2 mg	vorm en middel: enteralia info: alternatieve vorm: alternatief middel:	Tablet met maagsapresistente kern met diclofenac. Kan maagbezwaren geven. **Mag niet fijngemalen worden.** Zie ook paragraaf 3.5 (NSAIDs) in inleiding. Diclofenac zetpil (dezelfde dosis); Diclofenac (Voltaren®) i.m. injectie (dezelfde dosis). Zo nodig keerdosis en doseerinterval aanpassen. Nagaan of gebruik misoprostol noodzakelijk is. Eventueel i.p.v. misoprostol een protonpompremmer geven. Eventueel ander NSAID.
didanosine Videx® capsule 125; 200; 250; 400 mg	vorm en middel: enteralia info: verenigbaarheid: alternatieve vorm:	Capsule met maagsapresistente coating. **Capsules mogen niet geopend worden.** Voedsel vermindert opname. Op een lege maag innemen: geen (sonde)voeding 2 uur voor tot 2 uur na inname geneesmiddel. Didanosine (Videx®) poeder voor drank.
digoxine (1) Lanoxin® tablet 0,125; 0,25 mg	vorm en middel: enteralia info: verenigbaarheid: alternatieve vorm:	Tablet zonder breukgleuf. **Mag fijngemalen worden (methode C).** Voedsel vertraagt opnamesnelheid. Kan met en zonder voedsel worden ingenomen. Digoxine (Lanoxin PG®) elixer (0,05 mg/ml); Injectievloeistof 0,5 mg=2 ml (0,25 mg/ml). Zo nodig keerdosis en doseerinterval aanpassen.
digoxine (2) Lanoxin PG® tablet 0,0625 mg	vorm en middel: enteralia info: verenigbaarheid: alternatieve vorm:	Tablet zonder breukgleuf. **Mag fijngemalen worden (methode C).** Voedsel vermindert opname. Op een lege maag innemen: geen (sonde)voeding 2 uur voor tot 1 uur na inname geneesmiddel. Digoxine (Lanoxin PG®) elixer (0,05 mg/ml); Injectievloeistof 0,5 mg=2 ml (0,25 mg/ml). Zo nodig keerdosis en doseerinterval aanpassen.
dihydralazine Nepresol® tablet 25 mg	vorm en middel: enteralia info: verenigbaarheid: alternatieve vorm:	Tablet met breukgleuf. **Mag fijngemalen worden (methode C).** Voedsel beïnvloedt beschikbaarheid niet. Kan met en zonder voedsel worden ingenomen. (Nepresol®) injectievloeistof (12,5 mg/ml). Injectie-/infusievloeistof kan oraal gegeven worden (methode H).
dihydroergotamine Dihydral® tablet 0,2 mg	vorm en middel: enteralia info:	Tablet met breukgleuf. **Mag fijngemalen worden (methode C).**

dihydroergotamine Dihydergot® tablet 2,5 mg	vorm en middel: enteralia info:	Tablet met breukgleuf. **Mag fijngemalen worden (methode C).**
diltiazem (1) Surazem® Diloc® capsule mga 120; 180; 240 mg	vorm en middel: enteralia info: alternatieve vorm:	Capsule met gereguleerde afgifte; fijnmalen geeft mogelijk toxiciteit en te korte werking. **Capsules kunnen geopend worden (methode E).** Korrels niet fijnmalen. Goed naspoelen met water, korrels kunnen dunne sondes verstoppen. Gewone diltiazem tablet. Keerdosis en doseerinterval aanpassen.
diltiazem (2) Tildiem XR® capsule mga 200; 300 mg	vorm en middel: enteralia info: alternatieve vorm:	Capsule met gereguleerde afgifte; fijnmalen geeft mogelijk toxiciteit en te korte werking. **Capsules mogen niet geopend worden.** Gewone diltiazem tablet. Keerdosis en doseerinterval aanpassen.
diltiazem (3) Tiadil® capsule mga 180; 240; 300; 360 mg	vorm en middel: enteralia info: alternatieve vorm:	Capsule met gereguleerde afgifte; fijnmalen geeft mogelijk toxiciteit en te korte werking. **Capsules kunnen geopend worden (methode E).** Korrels niet fijnmalen. Goed naspoelen met water, korrels kunnen dunne sondes verstoppen. Gewone diltiazem tablet. Keerdosis en doseerinterval aanpassen.
diltiazem (4) Tildiem® tablet 60 mg	vorm en middel: enteralia info:	Tablet zonder breukgleuf. **Mag fijngemalen worden (methode C).**
diltiazem (5) Tildiem CR® tablet mga 90; 120 mg	vorm en middel: enteralia info: alternatieve vorm:	Tablet met gereguleerde afgifte, fijnmalen geeft mogelijk toxiciteit en te korte werking. **Mag niet fijngemalen worden.** Gewone diltiazem tablet. Keerdosis en doseerinterval aanpassen.
dinoproston Prostin E2® tablet 0,5 mg	vorm en middel: enteralia info: alternatieve vorm:	Tablet zonder breukgleuf. **Mag fijngemalen worden (methode C).** Vaginale gel (Prostin E2®). Zo nodig keerdosis en doseerinterval aanpassen.
dipyridamol (1) Persantin® capsule mga 150; 200 mg	vorm en middel: enteralia info: alternatieve vorm:	Capsule met gereguleerde afgifte; fijnmalen geeft mogelijk toxiciteit en te korte werking. **Capsules kunnen geopend worden (methode E).** Korrels niet fijnmalen. Goed naspoelen met water, korrels kunnen dunne sondes verstoppen. Dipyridamol tablet; injectievloeistof 50 mg=10 ml (5 mg/ml). Keerdosis en doseerinterval aanpassen. Injectievloeistof kan oraal gegeven worden.

dipyridamol (2) Persantin® dragee 25; 75 mg	vorm en middel: enteralia info: alternatieve vorm:	Tablet omhuld. **Mag fijngemalen worden (methode C).** Dipyridamol tablet; injectievloeistof 50 mg=10 ml (5 mg/ml). Injectievloeistof kan oraal gegeven worden (methode H).
disopyramide (1) Ritmoforine® capsule 100 mg	vorm en middel: enteralia info:	Capsule met poeder. **Capsules kunnen geopend worden (methode E).**
disopyramide (2) Ritmoforine Retard® tablet mga 250 mg	vorm en middel: enteralia info: alternatieve vorm:	Tablet met gereguleerde afgifte, fijnmalen geeft mogelijk toxiciteit en te korte werking. **Mag niet fijngemalen worden.** Disopyramide (Ritmoforine®) capsule. Keerdosis en doseerinterval aanpassen.
distigmine Ubretid® tablet 5 mg	vorm en middel: enteralia info: verenigbaarheid: alternatief middel:	Tablet met breukgleuf. **Mag fijngemalen worden (methode C).** Voedsel vermindert opname. Op een lege maag innemen: geen (sonde)voeding 2 -3 uur voor of een half uur na inname geneesmiddel. Indicatie heroverwegen.
disulfiram Refusal® tablet 250 mg	vorm en middel: enteralia info:	Tablet met breukgleuf. **Mag fijngemalen worden (methode C).**
domperidon tablet 10 mg	vorm en middel: enteralia info: alternatieve vorm:	Tablet zonder breukgleuf. **Mag fijngemalen worden (methode C).** Domperidon (Motilium®) suspensie (1 mg/ml) of domperidon (Motilium®) zetpil.
dosulepine (1) Prothiaden mitis® capsule 25 mg	vorm en middel: enteralia info:	Capsule met poeder. **Capsules kunnen geopend worden (methode E).**
dosulepine (2) Prothiaden® dragee 75 mg	vorm en middel: enteralia info: alternatieve vorm:	Tablet omhuld. **Mag fijngemalen worden (methode C).** Dosulepine (Prothiaden mitis®) capsule.
doxazosine (1) Cardura XL® tablet mga 4; 8 mg	vorm en middel: enteralia info: alternatieve vorm:	Tablet met gereguleerde afgifte, fijnmalen geeft mogelijk toxiciteit en te korte werking. **Mag niet fijngemalen worden.** Doxazosine (Cardura®) tablet. Keerdosis en doseerinterval aanpassen.

doxazosine (2) tablet 1; 2; 4 mg	vorm en middel: enteralia info:	Tablet zonder breukgleuf. **Mag fijngemalen worden (methode C).**
doxepine Sinequan® capsule 10; 25; 50 mg	vorm en middel: enteralia info:	Capsule met poeder. **Capsules kunnen geopend worden (methode E).**
doxycycline tablet 100 mg	vorm en middel: enteralia info: alternatieve vorm:	Tablet zonder breukgleuf. **Mag fijngemalen worden (methode C).** Doxycycline injvlst 100 mg=5 ml (20 mg=1 ml). Injectievloeistof kan oraal gegeven worden (methode H).
duloxetine Cymbalta® capsule 30; 60 mg	vorm en middel: enteralia info: verenigbaarheid:	Capsule met maagsapresistente coating. Kan misselijkheid geven. **Capsules kunnen niet geopend worden.** Bij slikklachten: innemen met vla, yoghurt of appelmoes Voedsel beïnvloedt beschikbaarheid niet. Kan met en zonder voedsel worden ingenomen.

enalapril Renitec® tablet 5; 10; 20; 40 mg	vorm en middel: enteralia info:	Tablet met breukgleuf. **Mag fijngemalen worden (methode C).**
enalapril/ **hydrochloorthiazide** Co-renitec® tablet 20/6; 20/12,5 mg	vorm en middel: enteralia info:	Tablet met breukgleuf. **Mag fijngemalen worden (methode C).**
entacapon Comtan® tablet 200 mg	vorm en middel: enteralia info: verenigbaarheid:	Tablet omhuld. Kan misselijkheid geven. **Mag fijngemalen worden (methode C).** Voedsel beïnvloedt beschikbaarheid niet. Kan met en zonder voedsel worden ingenomen. Bindt aan ijzer waardoor opname afneemt. Geneesmiddel 2 uur voor of 4 uur na het ijzerpreparaat innemen.
erlotinib Tarceva® tablet 25; 100; 150 mg	vorm en middel: enteralia info: verenigbaarheid:	Tablet omhuld. **Mag niet fijngemalen worden.** Voedsel verbetert opname. Bij voorkeur op een lege maag innemen: 1 uur voor of 2 uur na voedsel. Verhoging van de pH in de maag (antacida, protonpompremmers, H2-antagonisten) vermindert de absorptie. Neem eerst dit middel in. Neem 2 uur later het zuurremmende product in.
erytromycine (1) tablet 250; 500 mg	vorm en middel: enteralia info: verenigbaarheid: alternatieve vorm:	Tablet met maagsapresistente coating. Ontleedt o.i.v. maagzuur. **Mag niet fijngemalen worden.** Voedsel vermindert opname. Er bestaan verschillende erytromycine zouten en vormen met een verschillend effect op inname met voedsel. Voor optimale opname: 1 uur voor de maaltijd innemen. Erytromycine (Erythrocine-ES®) poeder voor suspensie 25, 50 of 100 mg/ml of granulaat. Tijdens de maaltijd innemen.

erytromycine (2) Erythrocine-ES® tablet 250; 500 mg	vorm en middel: enteralia info: verenigbaarheid: alternatieve vorm:	Tablet omhuld. Ethylsuccinaatester: redelijk zuurstabiel. **Mag fijngemalen worden (methode C).** Voedsel verbetert opname. Er bestaan verschillende erytromycine zouten en vormen, met een verschillend effect op inname met voedsel. Tijdens of vlak na de maaltijd innemen. Erytromycine (Erythrocine-ES®) poeder voor suspensie 25, 50 of 100 mg/ml of granulaat. Tijdens de maaltijd innemen.
escitalopram Lexapro® tablet 10; 20 mg	vorm en middel: enteralia info: verenigbaarheid: alternatieve vorm:	Tablet omhuld met breukgleuf. **Mag fijngemalen worden (methode C).** Voedsel beïnvloedt beschikbaarheid niet. Kan met en zonder voedsel worden ingenomen. Escitalopram (Lexapro®) druppels (10 mg/ml).
esomeprazol Nexium® tablet 20; 40 mg	vorm en middel: enteralia info: alternatief middel:	Tablet met maagsapresistente coating. Ontleedt o.i.v. maagzuur. **Mag niet fijngemalen worden.** Bij slikklachten: tablet uiteen laten vallen in 5 ml water (2 min) en innemen (binnen 30 minuten) met water of een licht zure vloeistof (vruchtensap, yoghurt of karnemelk). Of esomeprazol sachet 10 mg oplossen in 15 ml water; mengsel binnen 30 minuten innemen. Door sonde <6 charriere: zie alternatief. Door sonde ≥6 charriere: esomeprazol sachet: verwerken volgens methode D. Omeprazol poeder voor injecties 40 mg. 40 mg poeder oplossen in 10 ml natriumbicarbonaat 1,4% en binnen 40 min. toedienen. Bij duodenum sonde is oplossen in natriumbicarbonaat niet nodig. Spoel sonde na met 20 ml water.
estradiol Estrofem® Progynova® Zumenon® tablet 1; 2 mg	vorm en middel: enteralia info: alternatieve vorm:	Tablet omhuld. Geslachtshormoon. **Mag fijngemalen worden (methode C).** Estradiol (Estraderm®) pleister.
estradiol/dienogest Climodien® tablet 2/2 mg	vorm en middel: enteralia info: verenigbaarheid: alternatief middel:	Tablet omhuld. Geslachtshormoon. **Mag niet fijngemalen worden.** Op vast tijdstip innemen. Voedsel beïnvloedt beschikbaarheid niet. Kan met en zonder voedsel worden ingenomen. Kies een andere vorm van anticonceptie

estradiol/drospirenon Angeliq® tablet 1/2 mg	vorm en middel: enteralia info: verenigbaarheid: alternatief middel:	Tablet omhuld. Geslachtshormoon. **Mag niet fijngemalen worden.** Op vast tijdstip innemen. Voedsel beïnvloedt beschikbaarheid niet. Kan met en zonder voedsel worden ingenomen. Kies een andere vorm van anticonceptie.
estradiol/dydrogesteron tablet Femoston®	vorm en middel: enteralia info: alternatief middel:	Tablet omhuld. Geslachtshormoon (menopauze preparaat) **Mag niet fijngemalen worden.** Op vast tijdstip innemen. Kies een anderen vorm van anticonceptie
estradiol/norethisteron Trisequens® Activelle® Kliogest® tablet	vorm en middel: enteralia info: alternatieve vorm:	Tablet zonder breukgleuf. Geslachtshormoon. **Mag niet fijngemalen worden.** Estradiol/norethisteron pleister (Estracomb TTS®).
estradiol/norgestrel Cyclocur® dragee	vorm en middel: enteralia info: verenigbaarheid: alternatief middel:	Tablet omhuld. Geslachtshormoon (menopauze preparaat) **Mag niet fijngemalen worden.** Op vast tijdstip innemen. Voedsel beïnvloedt beschikbaarheid niet. Kan met en zonder voedsel worden ingenomen. Kies een andere vorm van anticonceptie.
estramustine Estracyt® capsule 140 mg	vorm en middel: enteralia info: verenigbaarheid: alternatieve vorm:	Harde capsule met poeder. Kankerverwekkend en/of mutageen. Zie ook paragraaf 1.4.3 in inleiding. **Capsules mogen niet geopend worden.** Vormt onoplosbare verbindingen met calcium. Op een lege maag innemen: geen (sonde)voeding 2 uur voor tot 1 uur na inname geneesmiddel. Bindt aan metaalionen, antacida en calcium, waardoor opname afneemt. Neem eerst dit middel in. Neem 2 uur later het ijzerproduct of het antacidum in. i.o.m. apotheek drank (individuele bereiding); estramustine (Estracyt®) injectievloeistof 300 mg + 8 ml solvens. Injectievloeistof kan oraal gegeven worden (methode H). Zo nodig keerdosis en doseerinterval aanpassen.
estriol Synapauze E3® tablet 1; 2 mg	vorm en middel: enteralia info: alternatieve vorm:	Tablet met breukgleuf. Geslachtshormoon. **Mag fijngemalen worden (methode C).** Estradiol (Estraderm®) pleister.

ethambutol Myambutol® tablet 400 mg	vorm en middel: enteralia info:	Tablet met breukgleuf. **Mag fijngemalen worden (methode C).**

ethinylestradiol tablet 50 µg	vorm en middel: enteralia info: alternatieve vorm:	Tablet zonder breukgleuf. **Mag fijngemalen worden (methode C).** Estradiol (Estraderm®) pleister.

ethinylestradiol/ desogestrel Marvelon® Mercilon® tablet	vorm en middel: enteralia info: verenigbaarheid: alternatief middel:	Tablet zonder breukgleuf. Geslachtshormoon (anticonceptivum). **Mag niet fijngemalen worden.** Op vast tijdstip innemen. Voedsel beïnvloedt beschikbaarheid niet. Kan met en zonder voedsel worden ingenomen. Kies een andere vorm van anticonceptie.

ethinylestradiol/ drospirenon Yasmin® Yasminelle® tablet 0,03/3; 0,02/3 mg	vorm en middel: enteralia info: verenigbaarheid: alternatief middel:	Tablet omhuld. Geslachtshormoon. **Mag niet fijngemalen worden.** Op vast tijdstip innemen. Voedsel beïnvloedt beschikbaarheid niet. Kan met en zonder voedsel worden ingenomen. Kies een andere vorm van anticonceptie.

ethinylestradiol/gestodeen Femodeen® Harmonet® Meliane® Minulet® dragee 0,30/0,075;0,020/0,075 µg	vorm en middel: enteralia info: verenigbaarheid: alternatief middel:	Tablet omhuld. Geslachtshormoon (anticonceptivum). **Mag niet fijngemalen worden.** Op vast tijdstip innemen. Voedsel beïnvloedt beschikbaarheid niet. Kan met en zonder voedsel worden ingenomen. Kies een andere vorm van anticonceptie.

ethinylestradiol/ levonorgestrel Microgynon® Stederil® Neogynon® dragee	vorm en middel: enteralia info: verenigbaarheid: alternatief middel:	Tablet omhuld. Geslachtshormoon (anticonceptivum). **Mag niet fijngemalen worden.** Op vast tijdstip innemen. Voedsel beïnvloedt beschikbaarheid niet. Kan met en zonder voedsel worden ingenomen. Kies een andere vorm van anticonceptie.

ethinylestradiol/ lynestrenol Ministat® tablet 0,375/0,75 mg	vorm en middel: enteralia info: verenigbaarheid: alternatief middel:	Tablet zonder breukgleuf. Geslachtshormoon (anticonceptivum). **Mag niet fijngemalen worden.** Op vast tijdstip innemen. Voedsel beïnvloedt beschikbaarheid niet. Kan met en zonder voedsel worden ingenomen. Kies een andere vorm van anticonceptie.

ethinylestradiol/ norethisteron Modicon® Neocon® Trinovum® tablet	vorm en middel: enteralia info: verenigbaarheid: alternatief middel:	Tablet omhuld zonder breukgleuf. Geslachtshormoon (anticonceptivum). **Mag niet fijngemalen worden.** Op vast tijdstip innemen. Voedsel beïnvloedt beschikbaarheid niet. Kan met en zonder voedsel worden ingenomen. Kies een andere vorm van anticonceptie.
ethinylestradiol/ norgestimaat Cilest® tablet 0,35/0,25 mg	vorm en middel: enteralia info: alternatief middel:	Tablet zonder breukgleuf. Geslachtshormoon (anticonceptivum). **Mag niet fijngemalen worden.** Op vast tijdstip innemen. Kies een andere vorm vasn anticonceptie.
ethosuximide Ethymal Enteric® Zarontin® capsule 250 mg	vorm en middel: enteralia info: alternatieve vorm:	Capsule met maagsapresistente coating, bevat vloeistof. Bittere smaak. Kan gastro-intestinale bijwerkingen geven. **Capsules kunnen niet geopend worden.** Ethosuximide (Zarontin®) siroop (50 mg/ml). Vloeistof kan kort voor toediening verdund worden met water.
etidroninezuur/ calciumcarbonaat Didrokit® Didronel® Cacit® tablet 400/1250 mg	vorm en middel: enteralia info: verenigbaarheid: alternatief middel:	Tablet zonder breukgleuf. Kan maagdarmbijwerkingen geven door irritatie slijmvliezen (ulcerogeen). **Mag fijngemalen worden (methode C).** Calciumcarbonaat geeft geen problemen: calciumcarbonaat (Cacit®) oplossen in water. In verticale houding innemen (i.v.m. kans op oesophagitis), tot 30 minuten na inname niet gaan liggen (bisfosfonaten). Voedsel vermindert opname, bindt aan calcium. Op een lege maag innemen: geen (sonde)voeding 2 uur voor tot 2 uur na inname geneesmiddel. Verminderde opname door antacida en middelen die calcium, ijzer, aluminium of magnesium bevatten. Bisfosfonaat ten minste een half uur voor deze middelen innemen. Overweeg tijdelijk stoppen van het geneesmiddel.

etoposide Vepesid® capsule 50; 100 mg	vorm en middel: enteralia info: alternatieve vorm: alternatief middel:	Zachte capsule met vloeistof. Kankerverwekkend. Slecht oplosbaar. Variabele opname (concentratie en pH afhankelijk). **Capsules mogen niet geopend worden.** Bij slikklachten (door patiënt zelf/ thuissituatie): capsule in half kop thee van 50 graden. Capsule laten smelten en thee verder laten afkoelen tot drinkbaar (5 minuten). Naspoelen met water en dit ook opdrinken. Door sonde: breng capsule met handschoenen aan over in een spuit van 50-60 ml. In warm water (in spuit) uiteen laten vallen (methode B). Na voor toediening gereed maken direct toedienen. In overleg met apotheek: drank (individuele bereiding). Eventueel smaak camoufleren door i.p.v. water (sinaas)-appelsap of limonade te gebruiken. Let op: concentratie is van belang, houdbaarheid beperkt (3 uur). Overweeg parenterale toediening.
etoricoxib Arcoxia® tablet 60; 90; 120 mg	vorm en middel: enteralia info: verenigbaarheid:	Tablet omhuld. NSAID: geeft frequent maagbezwaren. Toelichting in paragraaf 1.4.8. **Mag fijngemalen worden (methode C).** Voedsel vertraagt opnamesnelheid. Kan met en zonder voedsel worden ingenomen.
exemestaan Aromasin® tablet 25 mg	vorm en middel: enteralia info: verenigbaarheid:	Tablet zonder breukgleuf, omhuld. Antihormoon. **Mag fijngemalen worden (methode C).** Na de maaltijd innemen. Voedsel kan de biologische beschikbaarheid verhogen
ezetimib/simvastatine Inegy® tablet 10/20; 10/40; 10/80 mg	vorm en middel: enteralia info: verenigbaarheid:	Tablet zonder breukgleuf. **Mag niet fijngemalen worden.** Voedsel beïnvloedt beschikbaarheid niet. Kan met en zonder voedsel worden ingenomen. Bindt aan galzuurbindende harsen (colestyramine, colestipol) waardoor de absorptie afneemt. Neem dit geneesmiddel 2 uur voor of 4 uur na de galzuurbindende hars in.

famotidine tablet Pepcidin® tablet 10; 20; 40 mg	vorm en middel: enteralia info: alternatief middel:	Tablet zonder breukgleuf. Vieze smaak. **Mag fijngemalen worden (methode C).** Smaak eventueel camoufleren met limonade(siroop) of vruchtensap (zoete vloeistof). Ranitidine (Zantac®) bruistablet of drank (15 mg/ml).
felbamaat Taxola® tablet 400; 600 mg	vorm en middel: enteralia info: verenigbaarheid: alternatieve vorm:	Tablet met breukgleuf. Kan maagdarmbezwaren geven **Mag fijngemalen worden (methode C).** Voedsel beïnvloedt beschikbaarheid niet. felbamaat (Taxola®) suspensie 120 mg/ml
felodipine Plendil® tablet mga 2,5; 5; 10 mg	vorm en middel: enteralia info: verenigbaarheid: alternatief middel:	Tablet met gereguleerde afgifte, fijnmalen geeft mogelijk toxiciteit en te korte werking. **Mag fijngemalen worden (methode C).** Vertraagde afgifte-functie vervalt bij fijnmalen. Keerdosering en doseerfrequentie aanpassen, conform dosering preparaat zonder vertraagde afgifte. Onverenigbaar met grapefruitsap. Amlodipine (Norvasc®)(zelfde dosering).
feneticilline Broxil® capsule 250; 500 mg	vorm en middel: enteralia info: verenigbaarheid: alternatieve vorm:	Capsule met poeder. Vieze smaak. **Capsules kunnen geopend worden (methode E).** Smaak eventueel camoufleren met limonade(siroop) of vruchtensap (zoete vloeistof). Voedsel vermindert opname. Op een lege maag innemen: geen (sonde)voeding 2 uur voor tot 2 uur na inname geneesmiddel. Feneticilline (Broxil®) stroop (12,5; 25 mg/ml).
fenobarbital tablet 25; 50; 100 mg	vorm en middel: enteralia info: verenigbaarheid: alternatieve vorm:	Tablet met breukgleuf. Zwangerschapswaarschuwing: categorie D. **Mag niet fijngemalen worden door zwangeren.** Voedsel vermindert opname. Fenobarbital drank (4 mg/ml) FNA (met acetem) of andere individuele bereiding. Acetem is onverenigbaar met PVC.
fenoterol Berotec® tablet 2,5 mg	vorm en middel: enteralia info:	Tablet met breukgleuf. **Mag fijngemalen worden (methode C).** Na voor toediening gereed maken direct toedienen.

fenoxymethylpenicilline tablet 250; 500 mg	vorm en middel: enteralia info: verenigbaarheid: alternatieve vorm:	Disperstablet. **Tablet in water (in spuit) uiteen laten vallen (methode A).** Voedsel vermindert opname. Fenoxymethylpenicilline poeder voor suspensies (24 mg/ml). Vloeistof kan kort voor toediening verdund worden met water.
fenprocoumon Marcoumar® tablet 3 mg	vorm en middel: enteralia info:	Tablet met breukgleuf. **Mag fijngemalen worden (methode C).**
fenylbutazon Butazolidin® dragee 200 mg	vorm en middel: enteralia info: verenigbaarheid: alternatief middel:	Tablet met harde coating. NSAID: geeft frequent maagbezwaren. Toelichting in paragraaf 1.4.8. **Mag fijngemalen worden (methode C).** Met voldoende water innemen. Na fijnmalen direct toedienen. Voedsel heeft vrijwel geen invloed op absorptie. Fenylbutazon 100 mg capsule FNA Capsule kan geopend worden (methode E)
fenytoine Diphantoine Z® tablet 25; 50; 75; 100 mg	vorm en middel: enteralia info: verenigbaarheid: alternatieve vorm: alternatief middel:	Tablet met breukgleuf. Kan maagbezwaren geven. Trage en variabele opname (pH afhankelijk). **Mag fijngemalen worden (methode C).** Opname verminderd door diverse soorten sondevoeding. Opname kan tot 70-80% afnemen. Controle bloedspiegel bij starten, afbouwen en beëindigen sondevoeding. Op een lege maag innemen: geen (sonde)voeding 2 uur voor tot 2 uur na inname geneesmiddel. Fenytoïne drank (15 mg/ml). Zie 'verenigbaarheid voedsel', voor instructies. Indien sonde voeding geen 4 uur gestaakt kan worden: fenytoine injectievloeistofl 250 mg=5 ml (50 mg/ml) intraveneus. Zo nodig keerdosis en doseerinterval aanpassen. Na omschakeling: controle bloedspiegel.

ferrofumaraat tablet 200 mg	vorm en middel:	Tablet met breukgleuf. Geeft frequent maagklachten.
	enteralia info:	**Mag fijngemalen worden (methode C).**
	verenigbaarheid:	Inname met voedsel vermindert risico gastro-intestinale bijwerkingen, tevens wordt opname verminderd. Ter voorkoming van maagklachten: met voedsel innemen. Voor een goede opname: geen voeding 1 tot 2 uur na inname geneesmiddel. Verminderde opname van diverse geneesmiddelen (oa antacida; bisfosfonaten; chinolonen; levodopa; methyldopa; tetracyclines; thyreomimetica). Geneesmiddel 2 uur voor of 4 uur na het ijzerpreparaat innemen.
	alternatieve vorm:	Ferrofumaraat suspensie 20 mg/ml (6,4 mg Fe/ml; 700 mg saccharose per ml).
ferrogluconaat Losferron® tablet 695 80 Fe mg	vorm en middel:	Bruistablet. Geeft frequent maagklachten.
	enteralia info:	**Tablet eerst oplossen en laten uitbruisen (methode G).**
	verenigbaarheid:	Inname met voedsel vermindert risico gastro-intestinale bijwerkingen, tevens wordt opname verminderd. Ter voorkoming van maagklachten: met voedsel innemen. Voor een goede opname: geen voeding 1 tot 2 uur na inname geneesmiddel. Verminderde opname van diverse geneesmiddelen (oa antacida; bisfosfonaten; chinolonen; levodopa; methyldopa; tetracyclines; thyreomimetica). Geneesmiddel 2 uur voor of 4 uur na het ijzerpreparaat innemen.
	alternatieve vorm:	Ferrogluconaatdrank FNA (69,4 mg/ml= 8 mg/ml Fe).
	alternatief middel:	Ferrofumaraat susp 20 mg/ml (6,4 mg Fe/ml; 700 mg saccharose per ml).

ferrosulfaat Fero-gradumet® tablet mga 287 mg	vorm en middel: enteralia info: erenigbaarheid: alternatief middel:	Tablet met gereguleerde afgifte, geneesmiddel komt op specifieke plaats vrij. Geeft frequent maagklachten. **Mag niet fijngemalen worden.** Inname met voedsel vermindert risico gastro-intestinale bijwerkingen, tevens wordt opname verminderd. Ter voorkoming van maagklachten: met voedsel innemen. Voor een goede opname: geen voeding 1 tot 2 uur na inname geneesmiddel. Verminderde opname van diverse geneesmiddelen (oa antacida; bisfosfonaten; chinolonen; levodopa; methyldopa; tetracyclines; thyreomimetica). Geneesmiddel 2 uur voor of 4 uur na het ijzerpreparaat innemen. Ferrofumaraat susp 20 mg/ml (6,4 mg Fe/ml; 700 mg saccharose per ml). Dosering per toediening en doseerinterval aanpassen. Op lege maag innemen. Bij maagklachten: tijdens de maaltijd.	
fexofenadine Telfast® tablet 30; 120; 180 mg	vorm en middel: enteralia info: alternatief middel:	Tablet omhuld. **Mag fijngemalen worden (methode C).** Een ander anti-histaminicum, bijv: cetirizine (Zyrtec®).	
finasteride (1) Propecia® tablet 1 mg	vorm en middel: enteralia info: verenigbaarheid:	Tablet omhuld. Zwangerschapswaarschuwing: categorie D. **Mag niet fijngemalen worden door zwangeren.** Voedsel heeft vrijwel geen invloed op absorptie.	
finasteride (2) Proscar® tablet 5 mg	vorm en middel: enteralia info:	Tablet omhuld. Antihormoon: teratogeen voor mannelijke foetus. **Mag niet fijngemalen worden door zwangeren.**	
flavoxaat Urispas® dragee 200 mg	vorm en middel: enteralia info: alternatief middel:	Tablet omhuld. **Mag fijngemalen worden (methode C).** Oxybutynine (Dridase®) stroop 1 mg/ml.	
flecainide Tambocor® tablet 50; 100 mg	vorm en middel: enteralia info:	Tablet met breukgleuf. **Mag fijngemalen worden (methode C).**	

flucloxacilline Floxapen® capsule 250; 500 mg	vorm en middel: enteralia info: verenigbaarheid: alternatieve vorm:	Capsule met poeder. **Capsules kunnen geopend worden (methode E).** Voedsel vermindert opname. Op een lege maag innemen: geen (sonde)voeding 2 uur voor tot 2 uur na inname geneesmiddel. Flucloxacilline poeder voor injecties 250; 500; 1000 mg. Injectievloeistof kan oraal gegeven worden (methode H). Overweeg parenterale toediening.
fluconazol Diflucan® capsule 50; 150; 200 mg	vorm en middel: enteralia info: alternatieve vorm:	Capsule met poeder. **Capsules kunnen geopend worden (methode E).** Fluconazol (Diflucan®) poeder voor suspensie 10 of 40 mg/ml.
flucytosine Ancotil® tablet 500 mg	vorm en middel: enteralia info: alternatieve vorm:	Tablet met breukgleuf. **Mag niet fijngemalen worden.** Onverenigbaar met Amfotericine B flucytosine (Ancotil®) infusievloeistof 2,5 g = 250 ml (10 mg/ml)
fludrocortison Florinef® tablet 62,5; 100 µg	vorm en middel: enteralia info:	Tablet met breukgleuf. **Mag fijngemalen worden (methode C).**
flufenazine Anatensol® dragee 5 mg	vorm en middel: enteralia info: alternatieve vorm:	Tablet omhuld. **Mag fijngemalen worden (methode C).** Flufenazine (Anatensol®) injectievloeistof (25 of 100 mg/ml); intramusculair.
flunarizine capsule 5; 10 mg	vorm en middel: enteralia info:	Capsule met poeder. **Capsules kunnen geopend worden (methode E).**
flunitrazepam Rohypnol® tablet 1; 2 mg	vorm en middel: enteralia info:	Tablet met breukgleuf. **Mag fijngemalen worden (methode C).**
fluoxetine (1) capsule 20 mg	vorm en middel: enteralia info: alternatieve vorm:	Capsule met poeder. **Capsules kunnen geopend worden (methode E).** fluoxetine (Prozac®) dispergeerbare tablet Tablet in water (in spuit) uiteen laten vallen (methode A).
fluoxetine (2) Prozac® tablet 20 mg	vorm en middel: enteralia info: verenigbaarheid:	Disperstablet. Kan maagdarmbezwaren geven **In water (in spuit) oplossen (methode A).** Voedsel heeft vrijwel geen invloed op absorptie. Kan met en zonder voedsel worden ingenomen.

flupentixol Fluanxol® dragee 0,5; 1; 5 mg	vorm en middel: enteralia info: alternatieve vorm:	Tablet omhuld. **Mag fijngemalen worden (methode C).** Flupentixol (Fluanxol®) injectievloeistof 'Depot' 20 mg/ml; ampul 1 ml, 2 ml; injectievloeistof 'Depot' 100 mg/ml ampul 0,5 ml, 1 ml
flurazepam Dalmadorm® capsule 15; 30 mg	vorm en middel: enteralia info:	Capsule met poeder. **Capsules kunnen geopend worden (methode E).**
flurbiprofen (1) Froben Suscap® capsule mga 200 mg	vorm en middel: enteralia info: alternatieve vorm: alternatief middel:	Capsule met gereguleerde afgifte; fijnmalen geeft mogelijk toxiciteit en te korte werking. NSAID: geeft frequent maagbezwaren. Toelichting in paragraaf 1.4.8. **Capsules kunnen geopend worden (methode E).** Korrels niet fijnmalen. Goed naspoelen met water, korrels kunnen dunne sondes verstoppen. Flurbiprofen (Froben®) zetpil. Eventueel ander NSAID.
flurbiprofen (2) Froben® dragee 50; 100 mg	vorm en middel: enteralia info: alternatieve vorm: alternatief middel:	Tablet omhuld. NSAID: geeft frequent maagbezwaren. Toelichting in paragraaf 1.4.8. **Mag niet fijngemalen worden.** Flurbiprofen (Froben®) zetpil. Eventueel ander NSAID.
flutamide tablet 250 mg	vorm en middel: enteralia info:	Tablet met breukgleuf. Kankerverwekkend en/of mutageen. Zie ook paragraaf 1.4.3 in inleiding. **Mag niet fijngemalen worden.**
fluvastatine Canef® capsule 20; 40 mg	vorm en middel: enteralia info:	Capsule met poeder. **Capsules kunnen geopend worden (methode E).** 's Avonds innemen.
fluvoxamine (1) Fluvoxamine® tablet 50;100 mg	vorm en middel: enteralia info:	Tablet met breukgleuf. **Mag fijngemalen worden (methode C).**
fluvoxamine (2) Fevarin® tablet 50; 100 mg	vorm en middel: enteralia info:	Tablet omhuld met breukgleuf. Vieze smaak. **Mag fijngemalen worden (methode C).** Smaak eventueel camoufleren met limonade(siroop) of vruchtensap (zoete vloeistof).

folinezuur (1) capsule 15 mg	vorm en middel: enteralia info: alternatieve vorm:	Capsule met poeder. **Capsules kunnen geopend worden (methode E).** Injectievloeistof 3 mg/ml of 10 mg/ml.
folinezuur (2) Leucovorine® Rescuvolin® tablet 15 mg	vorm en middel: enteralia info: verenigbaarheid: alternatieve vorm:	Tablet met breukgleuf. **Mag fijngemalen worden (methode C).** Voedsel beïnvloedt beschikbaarheid niet. Kan met en zonder voedsel worden ingenomen. Injectievloeistof 3 mg/ml of 10 mg/ml.
foliumzuur tablet 0,5; 5 mg	vorm en middel: enteralia info: alternatieve vorm:	Tablet met breukgleuf. **Mag fijngemalen worden (methode C).** Foliumzuur injectievloeistof (15 mg/ml).
fosinopril Newace® tablet 10; 20 mg	vorm en middel: enteralia info:	Tablet met breukgleuf. **Mag fijngemalen worden (methode C).**
fosinopril/ **hydrochloorthiazide** Diurace® tablet 20/12,5 mg	vorm en middel: enteralia info:	Tablet met breukgleuf. **Mag fijngemalen worden (methode C).**
frovatriptan Fromirex® tablet 2,5 mg	vorm en middel: enteralia info: verenigbaarheid: alternatief middel:	Tablet omhuld. Bittere smaak. **Mag fijngemalen worden (methode C).** Smaak eventueel camoufleren met limonade(siroop) of vruchtensap (zoete vloeistof). Voedsel beïnvloedt beschikbaarheid niet. Sumatriptan (Imigran®) zetpil.
furosemide (1) Lasix Retard® capsule mga 60 mg	vorm en middel: enteralia info: alternatieve vorm:	Capsule met gereguleerde afgifte; fijnmalen geeft mogelijk toxiciteit en te korte werking. **Capsules mogen niet geopend worden.** Furosemide injectievloeistof 20 mg=2 ml (10 mg/ml), oraal geven; furosemide tablet. Keerdosis en doseerinterval aanpassen.
furosemide (2) Lasix® tablet 20; 40; 500 mg	vorm en middel: enteralia info:	Tablet met breukgleuf. **Mag fijngemalen worden (methode C).**

fusidinezuur
Fucidin®
tablet
250 mg

vorm en middel: Tablet met maagsapresistente coating, omhuld. Kan maagbezwaren geven.
enteralia info: **Niet fijnmalen bij slikklachten en maagsondes, eventueel wel bij duodenumsonde (methode C).**
Inname met voedsel vermindert het risico op gastro-intestinale bijwerkingen.
alternatieve vorm: Fusidinezuur (Fucidin®) poeder voor infusievloeistof; met solvens 10 ml.
Injectievloeistof kan oraal gegeven worden (methode H).
Oplossing voor toediening verdunnen met vruchtensap.

fytomenadion
Konakion®
tablet
10 mg

vorm en middel: Kauwtablet.
enteralia info: **Mag fijngemalen worden (methode C).**
alternatieve vorm: Fytomenadion druppels FNA (10 mg/ml).

gabapentine (1) Neurontin® capsule 100; 300; 400 mg	vorm en middel: enteralia info:	Capsule met poeder. **Capsules kunnen geopend worden (methode E).**

gabapentine (2) Neurontin® tablet 600; 800 mg	vorm en middel: enteralia info: verenigbaarheid:	Tablet omhuld zonder breukgleuf. **Mag fijngemalen worden (methode C).** Met voldoende water innemen. Voedsel beïnvloedt beschikbaarheid niet. Kan met en zonder voedsel worden ingenomen. Verminderde opname door binding aan aluminium- of magnesiumhoudende antacida. Neem eerst het antacidum en 2 uur later dit geneesmiddel

galantamine Reminyl® capsule mga 8; 16; 24 mg	vorm en middel: enteralia info: verenigbaarheid: alternatieve vorm:	Capsule met granulaat met gereguleerde afgifte. Kan misselijkheid geven. **Capsules kunnen geopend worden (methode E).** Korrels niet fijnmalen. Goed naspoelen met water, korrels kunnen dunne sondes verstoppen. Inname met voedsel vermindert risico gastro- intestinale bijwerkingen, tevens wordt opname verminderd. Tijdens of vlak na de maaltijd innemen. Bindt aan galzuurbindende harsen (colestyramine, colestipol) waardoor de absorptie afneemt. Galantamine Reminyl® filmomhulde tablet. Mag fijngemalen worden (Methode C). Tijdens de maaltijd innemen.

gaviscon Gaviscon® tablet 250:500 mg	vorm en middel: enteralia info: verenigbaarheid: alternatieve vorm:	Kauwtablet. **Mag fijngemalen worden (methode C).** Na de maaltijd of voor de nacht innemen Voedsel beïnvloedt beschikbaarheid niet. Niet gelijktijdig met H2-antihistaminica, tetracyclines, digoxine, fluorchinolonen, ijzerzouten, ketoconazol, neuroleptica, thyroxine, penicillamine, beta-blokkers, glucocorticosteroïden, chloroquine en bifosfonaten. Tenminste 2 uur voor of 2 uur na deze middelen innemen. Gaviscon suspensie met anijs of pepermunt.

gemfibrozil Lopid® tablet 600; 900 mg	vorm en middel: enteralia info:	Tablet zonder breukgleuf. **Mag fijngemalen worden (methode C).**

glibenclamide tablet 2,5; 5 mg	vorm en middel: enteralia info:	Tablet met breukgleuf. **Mag fijngemalen worden (methode C).**

gliclazide Diamicron® Diamicron MR® tablet mga 30; 80 mg	vorm en middel: enteralia info: alternatief middel:	Tablet met gereguleerde afgifte, fijnmalen geeft mogelijk toxiciteit en te korte werking. **Mag niet fijngemalen worden.** Glibenclamide tablet. Dosering aanpassen
glimepiride Amaryl® tablet 1; 2; 3; 4 mg	vorm en middel: enteralia info:	Tablet met breukgleuf. **Mag fijngemalen worden (methode C).**
granisetron Kytril® tablet 1; 2 mg	vorm en middel: enteralia info: alternatieve vorm:	Tablet zonder breukgleuf. **Mag fijngemalen worden (methode C).** granisetron (Kytril®) injectievloeistof 1 mg=1 ml. Injectievloeistof kan oraal gegeven worden (methode H).

haloperidol tablet 1; 5; 10 mg	vorm en middel: enteralia info: alternatieve vorm:	Tablet met breukgleuf. **Mag fijngemalen worden (methode C).** Haloperidol druppels (2 mg/ml).
hydralazine tablet 10 mg	vorm en middel: enteralia info: verenigbaarheid:	Tablet omhuld. **Mag fijngemalen worden (methode C).** Monitor bloeddrukveranderingen. Voedsel vermindert opname.
hydrochloorthiazide tablet 12,5; 25; 50 mg	vorm en middel: enteralia info: alternatieve vorm:	Tablet met breukgleuf. **Mag fijngemalen worden (methode C).** Met veel water innemen. Bindt aan galzuurbindende harsen (colestyramine, colestipol) waardoor de absorptie afneemt. Neem dit geneesmiddel 2 uur voor of 4 uur na de galzuurbindende hars in. Hydrochloorthiazide drank (1 mg/ml) (individuele bereiding).
hydrochloorthiazide / triamtereen Dytenzide® tablet 25; 50 mg	vorm en middel: enteralia info: alternatieve vorm:	Tablet met breukgleuf. Kan misselijkheid geven. Mag fijngemalen worden (methode C). Met voldoende water innemen. Hydrochloorthiazide drank (1 mg/ml) + triamtereendrank (2 mg/ml) (individuele bereiding) OF beide middelen afzonderlijk in de vorm van een drank geven.
hydrocortison tablet 20 mg	vorm en middel: enteralia info: alternatieve vorm:	Tablet met breukgleuf. **Mag fijngemalen worden (methode C).** Hydrocortison poeder voor injecties (100 mg+2 ml solvens). Injectievloeistof kan oraal gegeven worden (methode H).
hydrokinine Inhibin® dragee 100 mg	vorm en middel: enteralia info:	Tablet omhuld. Vieze smaak. **Mag fijngemalen worden (methode C).**
hydrotalciet Ultacit® tablet 500 mg	vorm en middel: enteralia info: verenigbaarheid:	Kauwtablet zonder breukgleuf. Kan maagdarmbezwaren geven **Mag fijngemalen worden (methode C).** Niet gelijktijdig innemen met zuurbevattende dranken en levensmiddelen i.v.m. verhoogde opname van aluminium Bij voorkeur op een lege maag innemen: 1 uur voor of 2 uur na voedsel. Verminderde of versterkte werking van diverse geneesmiddelen Neem dit middel 1-2 uur voor of 1-2 uur na andere geneesmiddelen in.

hydroxycarbamide Hydrea® capsule 500 mg	vorm en middel: enteralia info:	Capsule met poeder. Kankerverwekkend en/of mutageen. Zie ook paragraaf 1.4.3 in inleiding. **Capsules mogen niet geopend worden.** Bij slikklachten (door patiënt zelf/ thuissituatie): capsule in half kop thee van 50 graden. Capsule laten smelten en thee verder laten afkoelen tot drinkbaar (5 minuten). Naspoelen met water en dit ook opdrinken. Door sonde: breng capsule met handschoenen aan over in een spuit van 50-60 ml. In warm water (in spuit) uiteen laten vallen (methode B). Na voor toediening gereed maken direct toedienen.
hydroxychloroquine Plaquenil® tablet 200 mg	vorm en middel: enteralia info:	Tablet omhuld. Bittere smaak. **Mag niet fijngemalen worden.** Te bitter om als poeder in te nemen.
hydroxyethylrutosiden Venoruton® tablet 500 mg	vorm en middel: enteralia info:	Tablet zonder breukgleuf. **Mag fijngemalen worden (methode C).**
hydroxyzine Atarax® tablet 10; 25; 100 mg	vorm en middel: enteralia info: alternatieve vorm:	Tablet met breukgleuf, omhuld. **Mag fijngemalen worden (methode C).** Hydroxyzine (Atarax®) stroop (2 mg/ml). Vloeistof kan kort voor toediening verdund worden met water.
hypericum preparaat (1) capsule	vorm en middel: enteralia info: verenigbaarheid: alternatieve vorm:	Capsule met poeder. **Capsules kunnen geopend worden (methode E).** Voedsel vertraagt en vermindert opname. Op een lege maag innemen: geen (sonde)voeding 30 minuten voor tot 30 minuten na inname geneesmiddel. Hypericum druppels.
hypericum preparaat (2) dragee	vorm en middel: enteralia info: verenigbaarheid: alternatieve vorm:	Tablet met harde coating. **Mag fijngemalen worden (methode C).** Voedsel vertraagt en vermindert opname. Op een lege maag innemen: geen (sonde)voeding 30 minuten voor tot 30 minuten na inname geneesmiddel. Hypericum druppels.
hypericum preparaat (3) Perika® tablet	vorm en middel: enteralia info: verenigbaarheid: alternatieve vorm:	Tablet zonder breukgleuf. **Mag fijngemalen worden (methode C).** Voedsel vermindert opname. Op een lege maag innemen: geen (sonde)voeding 30 minuten voor tot 30 minuten na inname geneesmiddel. Hypericum druppels.

ibopamine Inopamil® tablet 100 mg	vorm en middel: enteralia info: verenigbaarheid:	Tablet met breukgleuf. **Mag fijngemalen worden (methode C).** Voedsel vermindert de plasmaconcentratie van de werkzame stof (=epinine). Bij voorkeur op een lege maag innemen: 1 uur voor of 2 uur na voedsel.
ibuprofen (1) Advil® capsule 200; 400 mg	vorm en middel: enteralia info: verenigbaarheid: alternatieve vorm: alternatief middel:	Zachte capsule met vloeistof. NSAID: geeft frequent maagbezwaren. Toelichting in paragraaf 1.4.8. **Capsule in warm water (in spuit) uiteen laten vallen (methode B).** Met voldoende water innemen. Voedsel vertraagt opnamesnelheid. Ter voorkoming van maagklachten, innemen na een maaltijd. Zetpil of smelttablet. Eventueel ander NSAID.
ibuprofen (2) Ibuprofen® Nerufen® dragee 200;400 mg	vorm en middel: enteralia info: verenigbaarheid: alternatieve vorm: alternatief middel:	Tablet met harde coating. NSAID: geeft frequent maagbezwaren. Toelichting in paragraaf 1.4.8. **Mag fijngemalen worden (methode C).** Voedsel heeft vrijwel geen invloed op absorptie. Ter voorkoming van maagklachten, innemen na een maaltijd. ibuprofen (Brufen®) bruisgranulaat; suspensie (20 mg/ml) of zetpil. Eventueel ander NSAID.
ibuprofen (3) Advil® tablet 200; 400; 600 mg	vorm en middel: enteralia info: alternatieve vorm: alternatief middel:	Tablet omhuld. NSAID: geeft frequent maagbezwaren. Toelichting in paragraaf 1.4.8. **Mag fijngemalen worden (methode C).** Ibuprofen (Brufen®) bruisgranulaat; susp (20 mg/ml) of zetpil. Eventueel ander NSAID.
ibuprofen (4) Brufen® tablet mga 800 mg	vorm en middel: enteralia info: alternatieve vorm:	Tablet met gereguleerde afgifte, fijnmalen geeft mogelijk toxiciteit en te korte werking. **Mag niet fijngemalen worden.** Ibuprofen (Brufen®) bruisgranulaat; susp (20 mg/ml) of zetpil. Keerdosis en doseerinterval aanpassen.
imipramine dragee 10; 25 mg	vorm en middel: enteralia info:	Tablet omhuld. **Mag fijngemalen worden (methode C).**

indapamide Fludex® tablet 2,5 mg	vorm en middel: enteralia info:	Tablet omhuld. **Mag fijngemalen worden (methode C).**
indometacine (1) Indocid® capsule 25; 50 mg	vorm en middel: enteralia info: alternatief middel:	Capsule met poeder. NSAID: geeft frequent maagbezwaren. Toelichting in paragraaf 1.4.8. **Capsules kunnen geopend worden (methode E).** Eventueel ander NSAID.
indometacine (2) Indocid Retard® capsule mga 75 mg	vorm en middel: enteralia info: alternatief middel:	Capsule met gereguleerde afgifte; fijnmalen geeft mogelijk toxiciteit en te korte werking. Kan maagbezwaren geven. **Capsules kunnen geopend worden (methode E).** Korrels niet fijnmalen. Goed naspoelen met water, korrels kunnen dunne sondes verstoppen. Eventueel ander NSAID.
indometacine (3) Dometin® capsule 25; 75 mg	vorm en middel: enteralia info: verenigbaarheid: alternatieve vorm:	Capsule met maagsapresistente coating. NSAID: geeft frequent maagbezwaren. Toelichting in paragraaf 1.4.8. **Capsules kunnen geopend worden (methode E).** Korrels niet fijnmalen. Goed naspoelen met water, korrels kunnen dunne sondes verstoppen. Inhoud capsule mag met voedsel gemengd worden. Tijdens de maaltijd of met melk innemen. Indometacine zetpil.
irbesartan Aprovel® tablet 150; 300 mg	vorm en middel: enteralia info:	Tablet zonder breukgleuf. **Mag fijngemalen worden (methode C).**
irbesartan/ hydrochloorthiazide CoAprovel® tablet 150/12,5;300/ 12,5/300/25 mg	vorm en middel: enteralia info: verenigbaarheid:	Tablet zonder breukgleuf. **Mag fijngemalen worden (methode C).** Met veel water innemen. Voedsel beïnvloedt beschikbaarheid niet. Kan met en zonder voedsel worden ingenomen. Bindt aan galzuurbindende harsen (colestyramine, colestipol) waardoor de absorptie afneemt. Neem dit geneesmiddel 2 uur voor of 4 uur na de galzuurbindende hars in.
isoniazide tablet 200 mg	vorm en middel: enteralia info: alternatieve vorm:	Tablet met breukgleuf. **Mag fijngemalen worden (methode C).** Isoniazide injectievloeistof (100 mg/ml); drank 10 mg/ml. (Mixtura isoniazidi FNA). Injectievloeistof kan oraal gegeven worden (methode H).

isosorbidedinitraat (1) Isordil® tablet 30 mg	vorm en middel: enteralia info: alternatief middel:	Tablet zonder breukgleuf. **Mag fijngemalen worden (methode C).** Nitroglycerine pleister.
isosorbidedinitraat (2) Cedocard® tablet mga 10; 20; 40 mg	vorm en middel: enteralia info: alternatieve vorm: alternatief middel:	Tablet met gereguleerde afgifte, fijnmalen geeft mogelijk toxiciteit en te korte werking. **Mag niet fijngemalen worden.** Gewone isosorbidedinitraat tablet. Keerdosis en doseerinterval aanpassen. Nitroglycerine pleister.
isosorbidemononitraat (1) Monocedocard retard® capsule mga 25; 50; 100 mg	vorm en middel: enteralia info: alternatieve vorm: alternatief middel:	Capsule met gereguleerde afgifte; fijnmalen geeft mogelijk toxiciteit en te korte werking. **Capsules kunnen geopend worden (methode E).** Korrels niet fijnmalen. Goed naspoelen met water, korrels kunnen dunne sondes verstoppen. Gewone isosorbidemononitraat tablet. Keerdosis en doseerinterval aanpassen. Nitroglycerine pleister.
isosorbidemononitraat (2) Monocedocard® Promocard® tablet 10; 20; 40 mg	vorm en middel: enteralia info: alternatief middel:	Tablet met breukgleuf. **Mag fijngemalen worden (methode C).** Nitroglycerine pleister.
isosorbidemononitraat (3) Promocard® durette tablet mga 30; 60; 120 mg	vorm en middel: enteralia info: alternatieve vorm: alternatief middel:	Tablet met gereguleerde afgifte, fijnmalen geeft mogelijk toxiciteit en te korte werking. **Mag niet fijngemalen worden.** Gewone isosorbidemononitraat tablet. Keerdosis en doseerinterval aanpassen. Nitroglycerine pleister.
isoxsuprine (1) Duvadilan® capsule 40 mg	vorm en middel: enteralia info: alternatieve vorm: 	Capsule met gereguleerde afgifte; fijnmalen geeft mogelijk toxiciteit en te korte werking. **Capsules mogen niet geopend worden.** Gewone isoxsuprine (Duvadilan®) tablet. Keerdosis en doseerinterval aanpassen.
isoxsuprine (2) Duvadilan® tablet 20 mg	vorm en middel: enteralia info:	Tablet zonder breukgleuf. **Mag fijngemalen worden (methode C).**
isradipine (1) Lomir SRO® capsule mga 5 mg	vorm en middel: enteralia info: alternatieve vorm: 	Capsule met gereguleerde afgifte; fijnmalen geeft mogelijk toxiciteit en te korte werking. **Capsules mogen niet geopend worden.** Isradipine (Lomir®) tablet. Keerdosis en doseerinterval aanpassen.

isradipine (2) Lomir® tablet 2,5 mg	vorm en middel: enteralia info:	Tablet met breukgleuf. **Mag fijngemalen worden (methode C).**

itraconazol Trisporal® capsule 100 mg	vorm en middel: enteralia info: verenigbaarheid: alternatieve vorm:	Capsule met poeder. **Capsules kunnen geopend worden (methode E).** Door duodenumsonde of bij gebruik van maagzuurremmers: innemen met een zure drank, bijvoorbeeld coca-cola (zonder prik, pH = +/- 2). In een dergelijk geval bij voorkeur op een lege maag innemen. Opname afhankelijk van zuurgraad van de maag (opname beter in zuur milieu). Voedsel verbetert opname. Bij voorkeur innemen tijdens of vlak na de maaltijd. Onverenigbaar met maagzuurremmers. Neem eerst itraconazol in. Neem 2 uur later het zuurremmende product in. Itraconazol (Trisporal®) OS drank (10 mg/ml). Voor optimale opname: op een lege maag innemen: geen (sonde)voeding 1 uur voor en na geneesmiddeltoediening.

kaliumchloride (1) Kalium Durettes® Tablet mga 1000 mg	vorm en middel: enteralia info: alternatieve vorm: alternatief middel:	Tablet met gereguleerde afgifte, fijnmalen geeft mogelijk toxiciteit en te korte werking. Kan maagdarm- bijwerkingen geven door irritatie slijmvliezen (ulcerogeen). **Mag niet fijngemalen worden.** Op volle maag innemen. Kaliumchloride drank (1 mmol/ml). Drank toevoegen aan fles met sondevoeding en goed mengen. Kan misselijkheid, diarree, intolerantie en maagirritatie geven. Overweeg parenteraal toedienen.
kaliumchloride (2) Slow-K® tablet mga 600 mg	vorm en middel: enteralia info: verenigbaarheid: alternatieve vorm: alternatief middel:	Tablet met gereguleerde afgifte, fijnmalen geeft mogelijk toxiciteit en te korte werking. Kan maagdarmbijwerkingen geven door irritatie slijmvliezen (ulcerogeen). **Mag niet fijngemalen worden.** In verticale houding innemen, tot 30 min na inname niet gaan liggen. Op volle maag innemen. Voedsel verbetert opname. Ter voorkoming van maagklachten: met voedsel innemen. Kaliumchloride drank (1 mmol/ml). Drank toevoegen aan fles met sondevoeding en goed mengen. Kan misselijkheid, diarree, intolerantie en maagirritatie geven. Overweeg parenteraal toedienen.
ketanserine Ketensin® tablet 20 mg	vorm en middel: enteralia info:	Tablet met breukgleuf. **Mag fijngemalen worden (methode C).**
ketoprofen (1) Orudis capsule 50; 100 mg	vorm en middel: enteralia info: alternatieve vorm: alternatief middel:	Capsule met poeder. NSAID: geeft frequent maagbezwaren. Toelichting in paragraaf 1.4.8. **Capsules kunnen geopend worden (methode E).** Ketoprofen (Orudis®) zetpil. Eventueel ander NSAID.
ketoprofen (2) Orudis® retard tablet mga 200 mg	vorm en middel: enteralia info: alternatieve vorm: alternatief middel:	Tablet met gereguleerde afgifte, fijnmalen geeft mogelijk toxiciteit en te korte werking. **Mag niet fijngemalen worden.** Ketoprofen (Orudis®) capsule of zetpil. Keerdosis en doseerinterval aanpassen. Eventueel ander NSAID.

ketotifen Zaditen® tablet 1 mg	vorm en middel: enteralia info: alternatieve vorm:	Tablet zonder breukgleuf. **Mag fijngemalen worden (methode C).** Ketotifen (Zaditen®) druppelvloeistof 1 mg/ml (1 dr = 50 microg) of stroop 0,2 mg/ml. Vloeistof kan kort voor toediening verdund worden met water.
kinidine dragee 200 mg	vorm en middel: enteralia info:	Tablet omhuld. Bittere smaak. Kan maagdarm bijwerkingen geven door irritatie slijmvliezen (ulcerogeen). **Mag fijngemalen worden (methode C).** Op volle maag innemen. Smaak eventueel camoufleren met limonade(siroop) of vruchtensap (zoete vloeistof).
kinidine Kinidine Durettes® tablet mga 250 mg	vorm en middel: enteralia info: alternatieve vorm:	Tablet met gereguleerde afgifte, fijnmalen geeft mogelijk toxiciteit en te korte werking. Kan maagdarmbijwerkingen geven door irritatie slijmvliezen (ulcerogeen). **Mag niet fijngemalen worden.** Kinidine dragee 200 mg (200 mg kinidine sulfaat = 250 mg kinidine waterstofsulfaat).
kinine/ascorbinezuur Alfukin C® dragee 45/10 mg	vorm en middel: enteralia info:	Tablet omhuld. Zwangerschapswaarschuwing: categorie D. **Kan als zodanig niet door de sonde worden gegeven.**
kool Norit® tablet 125 mg	vorm en middel: enteralia info:	Tablet zonder breukgleuf, geactiveerd. **Mag fijngemalen worden (methode C).**

K

labetalol Trandate® tablet 100; 200; 400 mg	vorm en middel: enteralia info:	Tablet zonder breukgleuf. **Mag fijngemalen worden (methode C).**
lacidipine Motens® tablet 2; 4 mg	vorm en middel: enteralia info:	Tablet 2 mg bevat geen breukgleuf, 4 mg wel. **Mag fijngemalen worden (methode C).**
lactulose (1) Legendal® granulaat 6; 12 g	vorm en middel: enteralia info: alternatieve vorm:	Bruistablet. **Tablet eerst oplossen en laten uitbruisen (methode G).** Goed naspoelen met water, kan sonde verstoppen. Lactulose (Legendal®) sachet.
lactulose (2) poeder 6;12 g	vorm en middel: enteralia info: alternatieve vorm:	Poeder in sachet, voor oraal gebruik. **Poeder in ruime hoeveelheid water uiteen laten vallen en direct door de sonde geven (methode A).** Bij het ontbijt innemen. Lactulose siroop 667mg/ml. Desgewenst innemen met water of vruchtensap.
lactulose (3) stroop 500 mg/g 300; 500; 1000 ml	vorm en middel: enteralia info: alternatief middel:	Stroop. Bevat lactulose 667 mg/ml. **Desgewenst verdunnen met water of vruchtensap (methode F).** Door sonde: verdunnen met water (bijv. 15 ml verdunnen tot 50 ml). Goed naspoelen met water: kan sonde verstoppen. Macrogol/electrolyten (Moviclon® sachet). Dosering aanpassen.
lamotrigine Lamictal dispers® tablet 2; 5; 25; 50; 100; 200 mg	vorm en middel: enteralia info:	Disperstablet. **Tablet in water (in spuit) uiteen laten vallen (methode A).**

lansoprazol Prezal® capsule 15; 30 mg	vorm en middel: enteralia info: alternatief middel:	Capsule met gereguleerde afgifte; fijnmalen geeft mogelijk toxiciteit en te korte werking. Ontleedt o.i.v. maagzuur. **Capsules kunnen geopend worden (methode E).** Bij duodenum sonde: granules verwrijven tot suspensie met 15-30 ml water. Bij slikklachten: granules niet vermalen, maar mengen met licht zure vloeistof (bijv appelsap) en onmiddellijk innemen of esomeprazol sachet 10 mg oplossen in 15 ml water; mengsel binnen 30 minuten innemen. Vertraagde afgifte-functie vervalt bij fijnmalen. Keerdosering en doseerfrequentie aanpassen, conform dosering preparaat zonder vertraagde afgifte. Door sonde < 6 charierre: zie alternatief. Door sonde ≥ 6 charierre: esomeprazol sachet verwerken volgens methode D. Omeprazol poeder voor injecties 40 mg. 40 mg poeder oplossen in 10 ml natriumbicarbonaat 1,4% en binnen 40 min. toedienen. Bij duodenum sonde is oplossen in natriumbicarbonaat niet nodig. Spoel sonde na met 20 ml water.
leflunomide Arava® tablet 10; 20; 100 mg	vorm en middel: enteralia info:	Tablet omhuld. Risicovolle stof. **Mag niet fijngemalen worden door zwangeren.**
letrozol Femara® tablet 2,5 mg	vorm en middel: enteralia info:	Tablet omhuld zonder breukgleuf. Antihormoon. **Mag fijngemalen worden (methode C).** Met voldoende water innemen. Op vast tijdstip innemen.
levetiracetam Keppra® tablet 250; 500; 1000 mg	vorm en middel: enteralia info: verenigbaarheid: alternatieve vorm:	Tablet omhuld met breukgleuf. Vieze smaak. **Mag fijngemalen worden (methode C).** Voedsel beïnvloedt beschikbaarheid niet. Levetiracetam (Keppra®) drank (100 mg/ml).
levodopa/benserazide (1) Madopar® capsule 62,5 mg	vorm en middel: enteralia info: verenigbaarheid: alternatieve vorm:	Capsule met poeder. **Capsules kunnen geopend worden (methode E).** Voedsel vermindert opname. Op een lege maag innemen: geen (sonde)voeding 2 uur voor tot 2 uur na inname geneesmiddel. Levodopa / benserazide (Madopar®) dispertablet.

levodopa/benserazide (2) Madopar HBS® capsule mga 125 mg	vorm en middel: enteralia info: verenigbaarheid: alternatieve vorm:	Capsule met gereguleerde afgifte; fijnmalen geeft mogelijk toxiciteit en te korte werking. **Capsules kunnen geopend worden (methode E).** Korrels niet fijnmalen. Goed naspoelen met water, korrels kunnen dunne sondes verstoppen. Voedsel vermindert opname. Op een lege maag innemen: geen (sonde)voeding 2 uur voor tot 2 uur na inname geneesmiddel. Levodopa/benserazide (Madopar®) dispertablet. Keerdosis en doseerinterval aanpassen. Tablet in water (in spuit) uiteen laten vallen (methode A).
levodopa/benserazide (3) Madopar® tablet 125; 250 mg	vorm en middel: enteralia info: verenigbaarheid: alternatieve vorm:	Tablet met breukgleuf. **Mag fijngemalen worden (methode C).** Voedsel vermindert opname. Op een lege maag innemen: geen (sonde)voeding 2 uur voor tot 2 uur na inname geneesmiddel. Levodopa / benserazide (Madopar®) dispertablet of capsule. Tablet in water (in spuit) uiteen laten vallen (methode A).
levodopa/carbidopa (1) Sinemet® tablet 62,5; 110; 125; 275 mg	vorm en middel: enteralia info: verenigbaarheid: alternatief middel:	Tablet met breukgleuf. **Mag fijngemalen worden (methode C).** Voedsel vermindert opname. Op een lege maag innemen: geen (sonde)voeding 2 uur voor tot 2 uur na inname geneesmiddel. Levodopa / benserazide (Madopar®) capsule of dispertablet. Dosering aanpassen.
levodopa/carbidopa (2) Sinemet CR® tablet mga 125; 250 mg	vorm en middel: enteralia info: verenigbaarheid: alternatieve vorm: alternatief middel:	Tablet met gereguleerde afgifte, fijnmalen geeft mogelijk toxiciteit en te korte werking. **Mag niet fijngemalen worden.** Voedsel vermindert opname. Op een lege maag innemen: geen (sonde)voeding 2 uur voor tot 2 uur na inname geneesmiddel. Levodopa / carbidopa (Sinemet®) tablet. Keerdosis en doseerinterval aanpassen. Levodopa / benserazide (Madopar®) capsule of dispertablet. Dosering aanpassen.

levodopa/carbidopa/ entacapon Stalevo® tablet 50/12,5/200; 100/25/200; 150/37,5/200 mg	vorm en middel: enteralia info: verenigbaarheid: alternatief middel:	Tablet omhuld. Bittere smaak. Kan gastro-intestinale bijwerkingen geven. **Mag fijngemalen worden (methode C).** Voedsel vermindert opname. Op een lege maag innemen: geen (sonde)voeding 2 uur voor tot 2 uur na inname geneesmiddel. Bindt aan ijzer waardoor opname afneemt. Geneesmiddel 2 uur voor of 4 uur na het ijzerpreparaat innemen. Levodopa / carbidopa (Sinemet®) tablet met entacapon Comtan® tablet. Dosering aanpassen.
levofloxacine Tavanic® tablet 250; 500 mg	vorm en middel: enteralia info: verenigbaarheid: alternatieve vorm:	Tablet omhuld. Bittere smaak. **Mag fijngemalen worden (methode C).** Smaak eventueel camoufleren met limonade(siroop) of vruchtensap (zoete vloeistof). Voedsel heeft vrijwel geen invloed op absorptie. Niet met melk(producten) innemen. Bindt aan ijzer en antacida met magnesium of aluminium. Levofloxacine (Tavanic®) infusievloeistof 250 mg=50 ml en 500 mg=100 ml (5 mg/ml). Injectievloeistof kan oraal gegeven worden (methode H).
levomepromazine tablet 25; 100 mg	vorm en middel: enteralia info: alternatieve vorm:	Tablet met breukgleuf. **Mag fijngemalen worden (methode C).** levomepromazine injectievloeistof 25 mg=1 ml (25 mg/ml). Injectievloeistof kan oraal gegeven worden (methode H).
levothyroxine Thyrax doutab® Euthyrox® tablet 25; 50; 75; 100; 125; 150; 175; 200 µg	vorm en middel: enteralia info: verenigbaarheid:	Tablet met breukgleuf. **Tabletten laten oplossen in water; met behulp van een lepeltje in de mond doen.** De tabletten van 25 µg zijn deelbaar tot ¼ tablet. Monitor schildklierfunctie. Voedsel vermindert opname. Op een lege maag innemen: half uur voor het ontbijt. Vermijd voeding op basis van sojabonen. De absorptie neemt af door antacida, calciumzouten, galzuurbindende harsen, sucralfaat en ijzerzouten. Neem dit geneesmiddel minstens 4 uur voor of na het galbindende hars in. Neem dit geneesmiddel tenminste 2 uur voor antacida, calcium, sucralfaat of ijzer in.

liothyronine Cytomel® tablet 25 µg	vorm en middel: enteralia info:	Tablet met breukgleuf. Kan maagbezwaren geven. **Mag fijngemalen worden (methode C).** De absorptie neemt af door antacida, calciumzouten, galzuurbindende harsen, sucralfaat en ijzerzouten. Neem dit geneesmiddel minstens 4 uur voor of na het galbindende hars in. Neem dit geneesmiddel tenminste 2 uur voor antacida, calcium, sucralfaat of ijzer in.
lisinopril (1) Novatec® tablet 5; 10; 20; mg	vorm en middel: enteralia info: verenigbaarheid:	Tablet met breukgleuf. **Mag fijngemalen worden (methode C).** Voedsel beïnvloedt beschikbaarheid niet. Kan met en zonder voedsel worden ingenomen.
lisinopril (2) Zestril® tablet 5; 10; 20; 30 mg	vorm en middel: enteralia info:	Tabletten 5 en 10 mg bevatten geen breukgleuf, 20 mg wel. **Mag fijngemalen worden (methode C).**
lisinopril/ **hydrochloorthiazide** Zestoretic® tablet 20/12,5 mg	vorm en middel: enteralia info:	Tablet met breukgleuf. **Mag fijngemalen worden (methode C).**
lithiumcarbonaat (1) Camcolit® tablet 200; 300; 400 mg	vorm en middel: enteralia info: alternatieve vorm:	Tablet zonder breukgleuf. Zwangerschapswaarschuwing: categorie D. **Mag niet fijngemalen worden door zwangeren.** Lithiumcitraatstroop (5,4 mmol=5 ml of 10,8 mmol=5 ml). Verdun de vloeibare toedieningsvorm. Goed schudden voor gebruik. (Methode F).
lithiumcarbonaat (2) Priadel® tablet mga 400 mg	vorm en middel: enteralia info: alternatieve vorm:	Tablet met gereguleerde afgifte, fijnmalen geeft mogelijk toxiciteit en te korte werking. Zwangerschapswaarschuwing: categorie D. **Mag niet fijngemalen worden.** Lithiumcarbonaat (Camcolit®) tablet of lithiumcitraatstroop (5,4 mmol=5 ml of 10,8 mmol=5 ml). Eventueel controle bloedspiegel. Keerdosis en doseerinterval aanpassen. Verdun de vloeibare toedieningsvorm. Goed schudden voor gebruik. (Methode F).

lithiumcitraat Litarex® tablet mga 564 mg	vorm en middel: enteralia info: alternatieve vorm:	Tablet met gereguleerde afgifte, fijnmalen geeft mogelijk toxiciteit en te korte werking. Zwangerschapswaarschuwing: categorie D. **Mag niet fijngemalen worden.** Lithiumcitraatstroop (5,4 mmol=5 ml of 10,8 mmol=5 ml). Eventueel controle bloedspiegel. Verdun de vloeibare toedieningsvorm. Goed schudden voor gebruik. (Methode F).
lomustine Cecenu® capsule 40 mg	vorm en middel: enteralia info: alternatieve vorm:	Capsule met poeder. Kankerverwekkend en/of mutageen. Zie ook paragraaf 1.4.3 in inleiding. **Capsules mogen niet geopend worden.** Individuele bereiding (suspensie).
loperamide capsule 2 mg	vorm en middel: enteralia info: alternatieve vorm:	Capsule met poeder. **Capsules kunnen geopend worden (methode E).** Loperamide (Imodium ®) drank 0,2 mg/ml. Vloeistof kan kort voor toediening verdund worden met water.
loprazolam Dormonoct® tablet 1 mg	vorm en middel: enteralia info:	Tablet met breukgleuf. **Mag fijngemalen worden (methode C).**
loratadine Claritine® tablet 10 mg	vorm en middel: enteralia info: alternatieve vorm:	Tablet met breukgleuf. **Mag fijngemalen worden (methode C).** Voor de maaltijd innemen. Loratadine (Claritine®) stroop (1 mg/ml). Verdun de vloeibare toedieningsvorm. Goed schudden voor gebruik (Methode F).
lorazepam tablet 1; 2,5 mg	vorm en middel: enteralia info: alternatieve vorm:	Tablet zonder breukgleuf. **Mag fijngemalen worden (methode C).** Lorazepam (Temesta®) injectievloeistof 4 mg=1 ml (4mg/ml) Injectievloeistof kan oraal gegeven worden (methode H).
lormetazepam tablet 1; 2 mg	vorm en middel: enteralia info:	Tablet met breukgleuf. **Mag fijngemalen worden (methode C).**
losartan Cozaar® tablet 50; 100 mg	vorm en middel: enteralia info:	Tablet met breukgleuf, omhuld. Bittere smaak. **Mag fijngemalen worden (methode C).** Smaak eventueel camoufleren met limonade(siroop) of vruchtensap (zoete vloeistof).

losartan/	vorm en middel:	Tablet met breukgleuf, omhuld.
hydrochloorthiazide		Bittere smaak.
Hyzaar®	enteralia info:	**Mag fijngemalen worden (methode C).**
tablet		Smaak eventueel camoufleren met limonade(siroop) of
50/12,5; 100/25 mg		vruchtensap (zoete vloeistof).
lynestrenol	vorm en middel:	Tablet met breukgleuf.
Exluton®	enteralia info:	**Mag fijngemalen worden (methode C).**
Orgametril®		
tablet		
0,5; 5 mg		

macrogol/electrolyten (1) Klean-Prep®	vorm en middel: enteralia info: alternatief middel:	Poeder in sachet. **Kan als zodanig niet door de sonde worden gegeven.** Bij toediening via de sonde: speciale sondevoedingscontainer en -systeem nodig (fabrikant=Deli XL). Smakelijker wanneer koud toegediend. Lactulose. Dosering aanpassen.
macrogol/electrolyten (2) Movicolon®	vorm en middel: enteralia info: alternatief middel:	Poeder in sachet. **In water (in spuit) oplossen (methode A).** Smakelijker wanneer koud toegediend. Lactulose. Dosering aanpassen.
magnesiumhydroxide tablet 724 mg	vorm en middel: enteralia info:	Kauwtablet. **Mag fijngemalen worden (methode C).** Goed naspoelen met water, kan sonde verstoppen. Verminderde opname van vele geneesmiddelen. Raadpleeg de bijsluiter.
magnesiumoxide tablet 500 mg	vorm en middel: enteralia info:	Kauwtablet met breukgleuf. **Mag fijngemalen worden (methode C).** Verminderde opname van vele geneesmiddelen. Raadpleeg de bijsluiter.
magnesiumperoxide tablet 500 mg	vorm en middel: enteralia info: verenigbaarheid:	Tablet met breukgleuf. **Mag fijngemalen worden (methode C).** Bij voorkeur 1 uur na de maaltijd innemen. Met veel water innemen. Verlaagt de opname van ijzer uit het voedsel. Verminderde opname van vele geneesmiddelen. Raadpleeg de bijsluiter.
maprotiline tablet 25; 50; 75 mg	vorm en middel: enteralia info:	Tablet 25 mg bevat geen breukgleuf, 75 mg wel. **Mag fijngemalen worden (methode C).**
mebendazol Vermox® tablet 100 mg	vorm en middel: enteralia info:	Kauwtablet. **Mag fijngemalen worden (methode C).**
mebeverine Duspatal® capsule mga 200 mg	vorm en middel: enteralia info: alternatieve vorm: alternatief middel:	Capsule met gereguleerde afgifte; fijnmalen geeft mogelijk toxiciteit en te korte werking. **Capsules mogen niet geopend worden.** Mebeverine (Duspatal®) suspensie 10 mg/ml. 15-20 minuten voor de maaltijd innemen. Keerdosis en doseerinterval aanpassen. Overweeg tijdelijk stoppen van het geneesmiddel.

meclozine Suprimal® tablet 12,5 mg	vorm en middel: enteralia info:	Tablet zonder breukgleuf. **Mag fijngemalen worden (methode C).**
meclozine/ **pyridoxine** Emesafene® tablet 12,5/25 mg	vorm en middel: enteralia info:	Tablet zonder breukgleuf. **Mag fijngemalen worden (methode C).**
medroxyprogesteron Provera® Farlutal® tablet 5; 10; 100; 200; 250; 500 mg	vorm en middel: enteralia info: verenigbaarheid: alternatieve vorm:	Tablet zonder breukgleuf. Geslachtshormoon. **Mag fijngemalen worden (methode C).** Lichtgevoelig, direct gebruiken na voor toediening gereed maken. Voedsel verbetert opname. Bij voorkeur innemen tijdens of vlak na de maaltijd. medroxyprogesteron (Depo-Provera®) injectievloeistof 500 mg=3,3 ml (150 mg/ml)
mefenoxalon Dorsiflex® tablet 200 mg	vorm en middel: enteralia info:	Tablet zonder breukgleuf. **Mag fijngemalen worden (methode C).**
mefloquine Lariam® tablet 250 mg	vorm en middel: enteralia info:	Tablet met breukgleuf. Bittere smaak. **Mag fijngemalen worden (methode C).** Smaak eventueel camoufleren met limonade(siroop) of vruchtensap (zoete vloeistof).
melfalan Alkeran® tablet 2 mg	vorm en middel: enteralia info: alternatieve vorm:	Tablet met breukgleuf, omhuld. Kankerverwekkend en/of mutageen. Zie ook paragraaf 1.4.3 in inleiding. **Mag niet fijngemalen worden.** In overleg met apotheker: suspensie (individuele bereiding).
meloxicam Movicox® tablet 7,5; 15 mg	vorm en middel: enteralia info: alternatieve vorm: alternatief middel:	Tablet met breukgleuf. NSAID: geeft frequent maagbezwaren. Toelichting in paragraaf 1.4.8. **Mag fijngemalen worden (methode C).** Meloxicam (Movicox®) zetpil. Eventueel ander NSAID.
meprobamaat tablet 200; 400 mg	vorm en middel: enteralia info:	Tablet met breukgleuf. **Mag fijngemalen worden (methode C).**

mercaptamine Cystagon® Cysteamine ® capsule 50;150 mg	vorm en middel: enteralia info: verenigbaarheid:	Harde capsule met poeder. Kan maagdarmbezwaren geven. **Capsules kunnen geopend worden (methode E).** Capsule openen en met voedsel of melk innemen, niet met zure drank. Met eten of melk innemen. Voedsel beïnvloedt beschikbaarheid niet. Ter voorkoming van maagklachten met wat voedsel of melk innemen. Geen onverenigbaarheden bekend.
mercaptopurine Puri-Nethol® tablet 50 mg	vorm en middel: enteralia info: alternatieve vorm:	Tablet met breukgleuf. Kankerverwekkend en/of mutageen. Zie ook paragraaf 1.4.3 in inleiding. **Mag niet fijngemalen worden.** Mercaptopurine drank (individuele bereiding)
mesalazine (1) Salofalk Granu-Stix® Pentasa® granulaat mga 500; 1000; 2000 mg	vorm en middel: enteralia info:	Granulaat bestaande uit langwerpige granules, maagsapresistent, met verlengde afgifte. **Mag niet fijngemalen worden.** Korrels niet fijnmalen. Goed naspoelen met water, korrels kunnen dunne sondes verstoppen. Mesalazinepreparaten zijn niet uitwisselbaar, tenzij keerdosis en doseerinterval worden aangepast. Neem contact op met de (ziekenhuis-)apotheker. Met veel water innemen.
mesalazine (2) Salofalk® tablet 250; 500 mg	vorm en middel: enteralia info: alternatieve vorm:	Tablet met gereguleerde afgifte met maagsapresistente coating; geneesmiddel komt op specifieke plaats vrij. **Mag niet fijngemalen worden.** Mesalazinepreparaten zijn niet uitwisselbaar, tenzij keerdosis en doseerinterval worden aangepast. Neem contact op met de (ziekenhuis-)apotheker. Mesalazine (Pentasa® of Salofalk Granu-Stix®) granulaat. Niet fijnmalen of kauwen. Tijdens of vlak na de maaltijd innemen.
mesalazine (3) Asacol® tablet 400; 800 mg	vorm en middel: enteralia info: alternatieve vorm:	Omhulde tablet met maagsapresistente coating; geneesmiddel komt op specifieke plaats vrij. Kan maagdarmbezwaren geven. **Mag niet fijngemalen worden.** Mesalazinepreparaten zijn niet uitwisselbaar, tenzij keerdosis en doseerinterval worden aangepast. Neem contact op met de (ziekenhuis-)apotheker. Mesalazine (Pentasa® of Salofalk Granu-Stix®) granulaat. Niet fijnmalen of kauwen. Tijdens of vlak na de maaltijd innemen.

mesalazine (4) Pentasa® tablet mga 500 mg	vorm en middel: enteralia info: alternatieve vorm:	Tablet met gereguleerde afgifte; geneesmiddel komt op specifieke plaats vrij. **Mag niet fijngemalen worden.** Mesalazinepreparaten zijn niet uitwisselbaar, tenzij keerdosis en doseerinterval worden aangepast. Neem contact op met de (ziekenhuis-)apotheker. Mesalazine (Pentasa®) granulaat. Niet fijnmalen of kauwen. Tijdens of vlak na de maaltijd innemen.
mesterolon Proviron® tablet 25 mg	vorm en middel: enteralia info:	Tablet met breukgleuf. **Mag fijngemalen worden (methode C).**
mesuximide Celontin® capsule 300 mg	vorm en middel: enteralia info:	Capsule met poeder. **Capsules mogen geopend worden**
metformine Glucophage® tablet 500; 850; 1000 mg mg	vorm en middel: enteralia info:	Tablet zonder breukgleuf. **Mag fijngemalen worden (methode C).**
methadon Symoron® tablet 5 mg	vorm en middel: enteralia info: alternatieve vorm:	Tablet met breukgleuf. **Mag fijngemalen worden (methode C).** Methadon drank (2 mg/ml) FNA (individuele bereiding).
methenamine (1) Reflux® tablet 500 mg	vorm en middel: enteralia info:	Tablet met maagsapresistente coating. Kan maagbezwaren geven. **Kan als zodanig niet door de sonde worden gegeven.** Niet geschikt voor fijnmalen bij slikklachten. Niet gelijktijdig met stoffen die de urine alkalisch maken zoals acetazolamide en sommige antacida; methenamine is onwerkzaam in alkalische urine Neem eerst dit geneesmiddel in. Neem 2 uur later de acetazolamide en/of het antacidum in.
methenamine (2) tablet 500 mg	vorm en middel: enteralia info: alternatieve vorm:	Tablet met breukgleuf. **Mag fijngemalen worden (methode C).** Ammoniumamygdalaatdrank FNA (amandelzuur) (150 mg/ml) (individuele bereiding).

methotrexaat tablet 2,5; 10 mg	vorm en middel: enteralia info: verenigbaarheid: alternatieve vorm:	Tablet zonder breukgleuf. Kankerverwekkend en/of mutageen. Zie ook paragraaf 1.4.3 in inleiding. **Mag niet fijngemalen worden.** Bindt aan calcium, waardoor opname afneemt. Niet met melk(producten) innemen. Individuele bereiding.
methyldopa tablet 125; 250; 500 mg	vorm en middel: enteralia info: verenigbaarheid:	Tablet zonder breukgleuf. **Mag fijngemalen worden (methode C).** Voedsel vermindert opname. Op een lege maag innemen: geen (sonde)voeding 30 minuten voor tot 30 minuten na inname geneesmiddel.
methylfenidaat (1) Ritalin® tablet 5; 10 mg	vorm en middel: enteralia info: verenigbaarheid:	Tablet met breukgleuf. Kan misselijkheid geven. **Mag fijngemalen worden (methode C).** Na fijnmalen direct toedienen. Voedsel beïnvloedt beschikbaarheid niet.
methylfenidaat (2) Concerta® tablet mga 18; 36; 54 mg	vorm en middel: enteralia info: verenigbaarheid: alternatieve vorm:	Tablet met gereguleerde afgifte, geneesmiddel komt op specifieke plaats vrij. Kan misselijkheid geven. **Mag niet fijngemalen worden.** Voedsel verbetert opname. Tijdens of vlak na de maaltijd innemen. Methylfenidaat (Ritalin®) tablet. Keerdosis en doseerinterval aanpassen. Mag fijngemalen worden (Methode C).
metoclopramide Primperan® tablet 10 mg	vorm en middel: enteralia info: alternatieve vorm:	Tablet met breukgleuf. **Mag fijngemalen worden (methode C).** Metoclopramide (Primperan®) drank (1 mg/ml); druppels (0,1 mg/dr).
metoprolol (1) Selokeen® tablet 50; 100 mg	vorm en middel: enteralia info:	Tablet met breukgleuf. **Mag fijngemalen worden (methode C).**
metoprolol (2) Selokeen zoc® tablet mga 50; 100; 200 mg	vorm en middel: enteralia info: alternatieve vorm:	Tablet met gereguleerde afgifte, fijnmalen geeft mogelijk toxiciteit en te korte werking. **Mag niet fijngemalen worden.** Gewone metoprolol (Selokeen®) tablet. Keerdosis en doseerinterval aanpassen.

metronidazol tablet 250; 500 mg	vorm en middel: enteralia info: alternatieve vorm:	Tablet met breukgleuf. Risicovolle stof. **Mag niet fijngemalen worden.** Drank uit injectievloeistof (1 ml/mg; individuele bereiding) Metronidazol (Flagyl®) suspensie (40 mg/ml); metronidazol (Flagyl®) zetpil. Vloeistof kan kort voor toediening verdund worden met water.
metyrapon Metopiron® capsule 250 mg	vorm en middel: enteralia info:	Capsule met poeder. Antihormoon. **Capsules kunnen geopend worden (methode E).** Bij maagklachten eventueel met voedsel en wat melk innemen. Capsules openen en inhoud mengen met water. Vervolgens innemen. Kan met en zonder voedsel worden ingenomen.
midazolam Dormicum® tablet 7,5; 15 mg	vorm en middel: enteralia info: alternatieve vorm:	Tablet met breukgleuf. **Mag fijngemalen worden (methode C).** Drank uit injectievloeistof (1 mg/ml; individuele bereiding). Midazolam injectievloeistof (1 mg/ml en 5 mg/ml). Injectievloeistof kan oraal gegeven worden (methode H).
midodrine Gutron® tablet 5 mg	vorm en middel: enteralia info: verenigbaarheid:	Tablet met breukgleuf. **Mag fijngemalen worden (methode C).** Voedsel verbetert opname.
minocycline Aknemin® Minocin® capsule 100 mg	vorm en middel: enteralia info: alternatief middel:	Capsule met poeder. Ontleedt o.i.v. licht. **Capsules kunnen geopend worden (methode E).** In verticale houding innemen, tot 30 min na inname niet gaan liggen Met veel water innemen. Na voor toediening gereed maken direct toedienen. Verminderde opname door binding aan antacida, aktieve kool en ionenwisselaars en door middelen die calcium, ijzer, magnesium en aluminium bevatten doxycycline dispergeerbare tablet Tablet eerst oplossen en laten uitbruisen (methode G).
mirtazapine Remeron® tablet 30; 45 mg	vorm en middel: enteralia info: alternatieve vorm:	Tablet 45 mg bevat geen breukgleuf, 30 mg wel. **Mag fijngemalen worden (methode C).** Mirtazepine (Remeron®) drank (15 mg/ml); mirtazapine solutab. Tablet in water (in spuit) uiteen laten vallen (methode A). Vloeistof kan kort voor toediening verdund worden met water.

misoprostol Cytotec® tablet 0,2 mg	vorm en middel: enteralia info:	Tablet met breukgleuf. **Mag fijngemalen worden (methode C).**
moclobemide Aurorix® tablet 150; 300 mg	vorm en middel: enteralia info:	Tablet met breukgleuf, omhuld. **Mag fijngemalen worden (methode C).**
montelukast (1) Singulair® tablet 4; 5 mg	vorm en middel: enteralia info:	Kauwtablet. **Mag fijngemalen worden (methode C).** Bij voorkeur voor de nacht innemen. Bij voorkeur op een lege maag innemen: 1 uur voor of 2 uur na voedsel.
montelukast (2) Singulair® tablet 10 mg	vorm en middel: enteralia info:	Tablet omhuld zonder breukgleuf. **Mag fijngemalen worden (methode C).** Bij voorkeur voor de nacht innemen. Bij voorkeur op een lege maag innemen: 1 uur voor of 2 uur na voedsel.
morfine (1) Sevredol® tablet 10; 20 mg	vorm en middel: enteralia info: alternatieve vorm:	Tablet omhuld met breukgleuf. **Mag fijngemalen worden (methode C).** Morfine HCl injectievloeistof (oraal) of drank (1 mg/ml). Opname drank is zeer variabel.
morfine (2) MS Contin® tablet mga 10; 15; 30; 60; 100; 200 mg	vorm en middel: enteralia info: alternatieve vorm: alternatief middel:	Tablet met gereguleerde afgifte, fijnmalen geeft mogelijk toxiciteit en te korte werking. **Mag niet fijngemalen worden.** Tablet mga kan rectaal gegeven worden. Bij start: dosis rectaal=dosis oraal; vervolgdosis zonodig verlagen. Bij meerdere tabletten: deze eventueel in een capsule doen (maat 0/00). Tablet op 6-10 cm inbrengen. Zo nodig vooraf rectumslijmvlies bevochtigen (5-10 ml lauwwarm water). Morfine HCl drank (1 mg/ml); injectievloeistof (oraal), zelfde dagdosis in 6 giften. Opname drank is zeer variabel. Fentanyl (Durogesic®) pleister.

moxifloxacine Avelox® tablet 400 mg	vorm en middel: enteralia info: verenigbaarheid: alternatieve vorm:	Tablet omhuld zonder breukgleuf. Kan maagdarmbezwaren geven. **Mag fijngemalen worden (methode C).** Gebruik bescherming voor handen, ogen en mond. Slechte smaak. Smaak eventueel camoufleren met limonade(siroop) of vruchtensap (zoete vloeistof). Voedsel beïnvloedt beschikbaarheid niet. Kan met en zonder voedsel worden ingenomen. Verminderde opname door binding aan aluminium- of magnesiumhoudende antacida, zink, ijzer, didanosine, sucralfaat en geactiveerde kool. Neem dit geneesmiddel 6 uur voor of 6 uur na aluminium- of magnesiumhoudende antacida, zink en ijzerzouten, didanosine, sucralfaat en geactiveerde kool in. Moxifloxacine oplossing voor infusie (1,6 mg/ml).
moxonidine Normatens® tablet 0,2; 0,3; 0,4 mg	vorm en middel: enteralia info:	Tablet zonder breukgleuf. **Mag fijngemalen worden (methode C).**
multivitaminen Dagravit totaal 30®	vorm en middel: enteralia info:	Tablet met harde coating. **Fijnmalen gaat erg moeilijk.** Tablet in water (in spuit) uiteen laten vallen (methode A).
mycofenolzuur Cellcept® capsule 250 mg	vorm en middel: enteralia info: verenigbaarheid: alternatieve vorm:	Capsule met poeder. Kan maagdarmbezwaren geven **Capsules kunnen geopend worden (methode E).** Na voor toediening gereed maken direct toedienen. Voedsel vermindert opname. Bij voorkeur op een lege maag innemen: 1 uur voor of 2 uur na voedsel. Verminderde werking door binding aan galzuurbindende hars, aktieve kool, magnesium- en/of aluminiumbevattende antacida. mycofenolzuur (mofetil) (CellCept®) (poeder voor) suspensie 200 mg/ml of tablet; mycofenolzuur (mofetil) als HCl) poeder voor infusie 500 mg. Zo nodig keerdosis en doseerinterval aanpassen.

mycofenolzuur (1) Myfortic® tablet 180; 360 mg	vorm en middel: enteralia info: verenigbaarheid: alternatieve vorm:	Tablet met maagsapresistente coating. Kan maagdarmbezwaren geven. **Mag niet fijngemalen worden, maagsapresistente werking gaat verloren.** Voedsel vermindert opname. Bij voorkeur op een lege maag innemen: 1 uur voor of 2 uur na voedsel. Verminderde werking door binding aan galzuurbindende hars, aktieve kool, magnesium- en/of aluminiumbevattende antacida. mycofenolzuur (mofetil) (CellCept®) (poeder voor) suspensie 200 mg/ml of tablet; mycofenolzuur (mofetil als HCl) poeder voor infusie 500 mg. Zo nodig keerdosis en doseerinterval aanpassen.
mycofenolzuur (2) Cellcept® tablet 500 mg	vorm en middel: enteralia info: verenigbaarheid: alternatieve vorm:	Tablet zonder breukgleuf. Kan maagdarmbezwaren geven. **Mag fijngemalen worden (methode C).** Na voor toediening gereed maken direct toedienen. Voedsel vermindert opname. Bij voorkeur op een lege maag innemen: 1 uur voor of 2 uur na voedsel. Verminderde werking door binding aan galzuurbindende hars, aktieve kool, magnesium- en/of aluminiumbevattende antacida. mycofenolzuur (mofetil) (CellCept®) (poeder voor) suspensie 200 mg/ml of tablet; mycofenolzuur (mofetil als HCl) poeder voor infusie 500 mg. Zo nodig keerdosis en doseerinterval aanpassen.

nabumeton (1) Mebutan® tablet 1000 mg	vorm en middel: enteralia info: alternatief middel:	Disperstablet. NSAID: geeft frequent maagbezwaren. Toelichting in paragraaf 1.4.8. **Tablet in water (in spuit) uiteen laten vallen (methode A).** Eventueel ander NSAID.
nabumeton (2) Mebutan® tablet 500; 1000 mg	vorm en middel: enteralia info: alternatieve vorm: alternatief middel:	Tablet omhuld zonder breukgleuf. NSAID: geeft frequent maagbezwaren. Toelichting in paragraaf 1.4.8. **Mag fijngemalen worden (methode C).** Nabumeton (Mebutan dispers®). Tablet in water (in spuit) uiteen laten vallen (methode A). Eventueel ander NSAID.
naltrexon Nalorex® tablet 50 mg	vorm en middel: enteralia info:	Tablet omhuld met breukgleuf. **Mag fijngemalen worden (methode C).**
naproxen (1) Naproxen Actavis® Naproxen Disphar® Naproxen Sandoz® tablet 250; 500 mg	vorm en middel: enteralia info: alternatieve vorm: alternatief middel:	Tablet met maagsapresistente coating. NSAID: geeft frequent maagbezwaren. Toelichting in paragraaf 1.4.8. **Mag niet fijngemalen worden.** Met voldoende water innemen. Voor de maaltijd innemen. Naproxen zetpil. Keerdosis en doseerinterval aanpassen. Eventueel ander NSAID.
naproxen (2) tablet 250; 275; 500; 550 mg	vorm en middel: enteralia info: verenigbaarheid: alternatieve vorm: alternatief middel:	Tablet zonder breukgleuf. NSAID: geeft frequent maagbezwaren. Toelichting in paragraaf 1.4.8. **Mag niet fijngemalen worden.** Voedsel verbetert opname. Bij voorkeur innemen tijdens of vlak na de maaltijd. Naproxen zetpil. Keerdosis en doseerinterval aanpassen. Eventueel ander NSAID.
natriumbicarbonaat natriumwaterstof- carbonaat tablet 500 mg	vorm en middel: enteralia info: alternatieve vorm:	Tablet zonder breukgleuf. **Mag fijngemalen worden (methode C).** Injectievloeistof kan oraal gegeven worden (methode H). Verpulverde tablet mengen met (limonade)siroop of halfvast voedsel verbetert de smaak. Infusievloeistof 84 mg = 1 mmol = 1 ml (8,4%); 42 mg = 0,5 mmol = 1 ml (4,2%); infusievloeistof 1:1 mengen met (limonade)siroop. Infusievloeistof heeft zoute onaangename smaak en lang aanhoudende nasmaak.

natriumchloride tablet 1000 mg	vorm en middel: enteralia info: alternatieve vorm:	Tablet zonder breukgleuf. Bevat natrium 394 mg (= 1000 mg NaCl) per tablet. **Mag fijngemalen worden (methode C).** Infusievloeistof natriumchloride (2,5%; 25 mg/ml); injectievloeistof 2,9 gram=10 ml (50 mmol/10 ml). Injectievloeistof kan oraal gegeven worden (methode H).
natriumfluoride Zymafluor® tablet 0,56 mg	vorm en middel: enteralia info: verenigbaarheid:	Tablet omhuld zonder breukgleuf. **Mag fijngemalen worden (methode C).** Voedsel met ijzer-, calcium-, magnesium- en aluminiumverbindingen vermindert opname Niet met calcium-, magnesium-, aluminium- of ijzerhoudende voedingsmiddelen innemen. Voor een goede opname: 2 uur voor de maaltijd innemen. Verminderde opname door antacida en middelen die calcium, ijzer, aluminium of magnesium bevatten. Neem eerst dit middel in. Neem 2 uur later het calcium-, aluminium-, magnesium- of ijzerbevattend geneesmiddel in.
natriumjodide I 123 (1) Sodiumjodide I 123 capsule 3,7; 19,425 MBq	vorm en middel: enteralia info: verenigbaarheid: alternatieve vorm:	Capsule met poeder. Radiofarmacon. **Capsules mogen niet geopend worden.** Bij voorkeur op nuchtere maag innemen. Zie bijsluitertekst. natriumjodide I 123 injectie.
natriumjodide I 131 (2) Capsion® Curicap® Sodiumjodide I 131 capsule 3,7; 1036; 1868,5 MBq; 3,3885 Gq	vorm en middel: enteralia info: alternatieve vorm:	Capsule met poeder. Radiofarmacon. **Capsules mogen niet geopend worden.** De afscheiding van speeksel stimuleren met zuurrijke substanties. Met veel water innemen. Zie bijsluitertekst. natriumjodide I 131 injectie.
nefazodon Dutonin® tablet 200 mg	vorm en middel: enteralia info:	Tablet met breukgleuf. **Mag fijngemalen worden (methode C).**
neomycine 375 mg tablet	vorm en middel: enteralia info:	Tablet met breukgleuf. **Mag fijngemalen worden (methode C).**
nevirapine Viramune® tablet 200 mg	vorm en middel: enteralia info: verenigbaarheid: alternatieve vorm:	Tablet zonder breukgleuf. **Mag fijngemalen worden (methode C).** Onafhankelijk van de maaltijd. nevirapine (Viramune®) suspensie 10 mg/ml.

nicardipine Cardene® capsule mga 30; 45 mg	vorm en middel: enteralia info: alternatieve vorm:	Capsule met poeder. **Capsules mogen niet geopend worden.** Bij voorkeur voor de maaltijd innemen. Verminderde of versterkte werking van diverse geneesmiddelen Nicardipine (Cardene®) injectievloeistof 5 mg= 5 ml (1mg/ml). Injectievloeistof kan oraal gegeven worden (methode H).
niclosamide Yomesan® tablet 500 mg	vorm en middel: enteralia info:	Tablet zonder breukgleuf. **Mag fijngemalen worden (methode C).** In water (in een spuit) uiteen laten vallen (methode A).
nicotinamide tablet 50 mg	vorm en middel: enteralia info: alternatief middel:	Tablet met breukgleuf. **Mag fijngemalen worden (methode C).** Overweeg tijdelijk stoppen van het geneesmiddel.
nicotine Nicotinell® Nicorette® kauwgom 2; 4 mg	vorm en middel: verenigbaarheid: alternatieve vorm:	Kauwgom Niet geschikt voor toepassing door sonde; sonde kan verstoppen. Geen zure dranken (koffie, frisdrank) 15 minuten voor en tijdens het kauwen nicotine zuigtablet 1mg; tablet voor sublinguaal gebruik 2 mg; (Nicorette®) pleister 5; 10; 15mg; (Nicotinell®) pleister TTS 7; 14; 21 mg. Geen zure dranken (koffie, vruchtensap, frisdrank) 15 minuten voor en tijdens het kauwen. Keerdosis en doseerinterval aanpassen.
nifedipine (1) capsule 5; 10 mg	vorm en middel: enteralia info: alternatief middel:	Capsule met poeder. Ontleedt o.i.v. licht. **Capsules kunnen geopend worden (methode E).** Na openen capsule direct toedienen. Amlodipine (Norvasc®) tablet.
nifedipine (2) Adalat OROS® tablet mga 30; 60 mg	vorm en middel: enteralia info: alternatieve vorm: alternatief middel:	Tablet met gereguleerde afgifte, fijnmalen geeft mogelijk toxiciteit en te korte werking. **Mag niet fijngemalen worden.** Gewone nifedipine tablet. Keerdosis en doseerinterval aanpassen. Amlodipine (Norvasc®) tablet.
nimodipine Nimotop® tablet 30 mg	vorm en middel: enteralia info:	Tablet zonder breukgleuf. Ontleedt o.i.v. licht. **Mag fijngemalen worden (methode C).** Na fijnmalen direct toedienen.

nisoldipine Syscor® tablet 5; 10 mg	vorm en middel: enteralia info: verenigbaarheid:	Tablet zonder breukgleuf. Ontleedt o.i.v. licht. **Mag fijngemalen worden (methode C).** Na fijnmalen direct toedienen. Onverenigbaar met grapefruitsap.
nitrazepam tablet 5 mg	vorm en middel: enteralia info:	Tablet met breukgleuf. **Mag fijngemalen worden (methode C).**
nitrofurantoine (1) Furadantine MC® capsule 50; 100 mg	vorm en middel: enteralia info:	Capsule met poeder. Kan maagbezwaren geven. **Capsules kunnen geopend worden (methode E).** Met wat voedsel innemen.
nitrofurantoine (2) Furabid® capsule mga 100 mg	vorm en middel: enteralia info: alternatieve vorm:	Capsule met gereguleerde afgifte; fijnmalen geeft mogelijk toxiciteit en te korte werking. **Capsules mogen niet geopend worden.** Nitrofurantoine (Furadantine MC®) capsule. Keerdosis en doseerinterval aanpassen.
norethisteron Primolut N® tablet 5 mg	vorm en middel: enteralia info:	Tablet met breukgleuf. Geslachtshormoon. **Mag fijngemalen worden (methode C).** Tijdens de behandelduur voldoende calcium en vitamine D gebruiken.
norfloxacine Noroxin® tablet 400 mg	vorm en middel: enteralia info: verenigbaarheid: alternatief middel:	Tablet zonder breukgleuf. **Mag fijngemalen worden (methode C).** Bindt aan calcium, waardoor opname afneemt. Niet met melk(producten) innemen. Op een lege maag innemen: geen (sonde)voeding 2 uur voor tot 1 uur na inname geneesmiddel. Bindt aan metaalionen, antacida en calcium, waardoor opname afneemt. Overweeg ander chinolon, bijv levofloxacine.
nortriptyline Nortrilen® tablet 10; 25; 50 mg	vorm en middel: enteralia info:	Tablet zonder breukgleuf. **Mag fijngemalen worden (methode C).**
noscapine Noscapect® dragee 15 mg	vorm en middel: enteralia info: alternatieve vorm:	Tablet omhuld. **Mag fijngemalen worden (methode C).** Noscapine (Noscapect®) stroop (1 mg/ml). Vloeistof kan kort voor toediening verdund worden met water.

oestrogenen Dagynil® tablet 0,3; 0,625; 1,25 mg	vorm en middel: enteralia info: alternatieve vorm:	Tablet zonder breukgleuf, geconjugeerd. Geslachtshormoon. **Mag niet fijngemalen worden.** Estradiol (Estraderm®) pleister.
olanzapine (1) Zyprexa® tablet 2,5; 5; 10; 15; 20 mg	vorm en middel: enteralia info: alternatieve vorm:	Tablet omhuld. Ontleedt o.i.v. licht. **Mag niet fijngemalen worden.** Olanzapine (Zyprexa VeloTab®). Tablet in warm water (in spuit) uiteen laten vallen (methode B).
olanzapine (2) Zyprexa VeloTab® tablet 5; 10; 15; 20 mg	vorm en middel:	Smelttablet zonder breukgleuf. Ontleedt o.i.v. licht. In warm water (in een spuit) uiteen laten vallen (methode B). Na oplossen direct toedienen.
olsalazine Dipentum® capsule 250 mg	vorm en middel: enteralia info: alternatief middel:	Capsule met poeder. Vieze smaak. **Capsules kunnen geopend worden (methode E).** Poeder oplossen in water of melk, niet in sinaasappelsap. Mesalazine (Pentasa®) granulaat.
omeprazol Losec MUPS® tablet mga 10; 20; 40 mg	vorm en middel: enteralia info: alternatief middel:	Tablet zonder breukgleuf. Ontleedt o.i.v. maagzuur. **Mag niet fijngemalen worden.** Bij slikklachten: tablet uiteen laten vallen in 5 ml water (2 min) en innemen (binnen 30 minuten) met water of een licht zure vloeistof (vruchtensap, yoghurt of karnemelk) of esomeprazol sachet 10 mg oplossen in 15 ml water; mengsel binnen 30 min. innemen. Door sonde < 6 charriere: zie alternatief. Door sonde ≥ 6 charriere: esomeprazol sachet verwerken volgens methode D. Omeprazol poeder voor injecties 40 mg. 40 mg poeder oplossen in 10 ml natriumbicarbonaat 1,4% en binnen 40 min. toedienen. Bij duodenum sonde is oplossen in natriumbicarbonaat niet nodig. Spoel sonde na met 20 ml water.

ondansetron (1) Zofran® tablet 4; 8 mg	vorm en middel: enteralia info: alternatieve vorm:	Smelttablet. Kan maagdarmbezwaren geven. **Tablet in water (in spuit) uiteen laten vallen (methode A).** Ondansetron (Zofran®) stroop (0,8 mg/ml); zetpil of Zofran® injectievloeistof (2 mg/ml). Injectievloeistof is 1 uur stabiel in limonade. Injectievloeistof kan oraal gegeven worden (methode H). Vloeistof kan kort voor toediening verdund worden met water.
ondansetron (2) Zofran® tablet 4; 8 mg	vorm en middel: enteralia info: alternatieve vorm:	Tablet omhuld. **Mag fijngemalen worden (methode C).** Ondansetron (Zofran®) stroop (0,8 mg/ml); zetpil of Zofran® injectievloeistof (2 mg/ml). Injectievloeistof is 1 uur stabiel in limonade. Injectievloeistof kan oraal gegeven worden (methode H). Vloeistof kan kort voor toediening verdund worden met water.
orfenadrine dragee 50 mg	vorm en middel: enteralia info:	Tablet omhuld. **Mag fijngemalen worden (methode C).**
orthosifon Reinosan tablet 350 mg	vorm en middel: enteralia info:	Tablet zonder breukgleuf. **Mag fijngemalen worden (methode C).** Goed naspoelen met water, kan sonde verstoppen. Geen onverenigbaarheden bekend
oseltamivir Tamiflu® capsule 75 mg	vorm en middel: enteralia info: verenigbaarheid: alternatieve vorm:	Capsule met poeder. Vieze smaak. **Capsules kunnen geopend worden (methode E).** Smaak eventueel camoufleren met limonade(siroop) of vruchtensap (zoete vloeistof). Voedsel beïnvloedt beschikbaarheid niet. Oseltamivir (Tamiflu®) poeder voor suspensie (12 mg/ml).
oxazepam tablet 10; 50 mg	vorm en middel: enteralia info:	Tablet 10 mg bevat geen breukgleuf, 50 mg wel. **Mag fijngemalen worden (methode C).**
oxcarbazepine Trileptal® tablet 300; 600 mg	vorm en middel: enteralia info: alternatieve vorm: alternatief middel:	Tablet omhuld met breukgleuf. **Mag fijngemalen worden (methode C).** Oxcarbamazepine Trileptal® drank (60 mg/ml). Verdun de vloeibare toedieningsvorm. Goed schudden voor gebruik. (Methode F). Carbamazepine. Dosering aanpassen.

oxprenolol (1) Trasicor® tablet 20; 40; 80 mg	vorm en middel: enteralia info:	Tablet 20 mg bevat geen breukgleuf, 40 mg wel. **Mag fijngemalen worden (methode C).**
oxprenolol (2) Trasicor Retard® tablet mga 160 mg	vorm en middel: enteralia info: alternatieve vorm:	Tablet met gereguleerde afgifte, fijnmalen geeft mogelijk toxiciteit en te korte werking. **Mag niet fijngemalen worden.** Gewone oxprenolol (Trasicor®) tablet. Keerdosis en doseerinterval aanpassen.
oxybutynine tablet 2,5; 5 mg	vorm en middel: enteralia info: alternatieve vorm:	Tablet zonder breukgleuf. **Mag fijngemalen worden (methode C).** Oxybutynine (Dridase®) stroop (1 mg/ ml) of zetpil. Vloeistof kan kort voor toediening verdund worden met water.
oxycodon OxyContin® tablet mga 5; 10; 20; 40; 80 mg	vorm en middel: enteralia info: verenigbaarheid: alternatieve vorm:	Tablet met gereguleerde afgifte, fijnmalen geeft mogelijk toxiciteit en te korte werking. Kan maagdarmbezwaren geven **Mag niet fijngemalen worden.** Voedsel beïnvloedt beschikbaarheid niet. Kan met en zonder voedsel worden ingenomen. Oxycodon (Oxynorm®) drank 10 mg/ml; injectievloeistof 10 mg/ml. Keerdosis en doseerinterval aanpassen.

O

pamidroninezuur APD® 150 mg	vorm en middel: enteralia info: alternatieve vorm:	Tablet met maagsapresistente coating. Kan maagbezwaren geven. **Mag niet fijngemalen worden.** Pamidroninezuur (APD®) drank (15 mg/ml).
pantoprazol Pantozol® tablet 20; 40 mg	vorm en middel: enteralia info: alternatief middel:	Tablet met maagsapresistente coating. Ontleedt o.i.v. maagzuur. **Mag niet fijngemalen worden.** Bij slikklachten: esomeprazol sachet 10 mg oplossen in 15 ml water; mengsel binnen 30 min. innemen. Door sonde < 6 charierre: zie alternatief. Door sonde ≥ 6 charierre: esomeprazol sachet. Verwerken volgens methode D. Omeprazol poeder voor injecties 40 mg. 40 mg poeder oplossen in 10 ml natriumbicarbonaat 1,4% en binnen 40 min. toedienen. Bij duodenum sonde is oplossen in natriumbicarbonaat niet nodig. Spoel sonde na met 20 ml water.
papaverine Papaverine tablet 50 mg	vorm en middel: enteralia info: alternatieve vorm:	Tablet zonder breukgleuf. Kan maagdarmbezwaren geven **Mag fijngemalen worden (methode C).** Goed naspoelen met water, kan sonde verstoppen. Met veel water innemen. Papaverine injectievloeistof 50 mg=1ml
paracetamol (1) Finimal kinder® tablet 60; 120 mg	vorm en middel: enteralia info: alternatieve vorm:	Kauwtablet met breukgleuf. **Mag fijngemalen worden (methode C).** Paracetamol stroop (24 mg/ml) of paracetamol zetpil. Vloeistof kan kort voor toediening verdund worden met water.
paracetamol (2) 100; 500 mg tablet	vorm en middel: **enteralia info:** alternatieve vorm:	Tablet met breukgleuf. **Mag fijngemalen worden (methode C).** Paracetamol stroop (24 mg/ml) of paracetamol zetpil. Vloeistof kan kort voor toediening verdund worden met water.
paracetamol/ ascorbinezuur poeder voor drank 500/50 mg	vorm en middel: enteralia info:	Poeder in sachet. **In water (in spuit) oplossen (methode A).** Bij toedienen door sonde: vloeistof af laten koelen tot max 50°C. Verminderde opname door binding aan aktieve kool.
paracetamol/codeine tablet 500/10; 500/20; 500/50 mg	vorm en middel: enteralia info: alternatieve vorm:	Tablet met breukgleuf. **Mag fijngemalen worden (methode C).** Paracetamol/codeine zetpil.

paracetamol/coffeine tablet 500/50 mg	vorm en middel: enteralia info: alternatief middel:	Tablet met breukgleuf. **Mag fijngemalen worden (methode C).** Paracetamol stroop (24 mg/ml) of paracetamol zetpil.
paracetamol/natriumcitraat/ **ascorbinezuur** Citrosan® Hot Coldrex® poeder 500/500/50; 500/500/30 mg	vorm en middel: enteralia info:	Bruispoeder in sachet. **In water (in spuit) oplossen (methode A).** Bij toedienen door sonde: vloeistof af laten koelen tot max 50°C Verminderde opname door binding aan aktieve kool
paroxetine Seroxat® tablet 20; 30 mg	vorm en middel: enteralia info: alternatieve vorm:	Tablet omhuld met breukgleuf. **Mag fijngemalen worden (methode C).** Paroxetine (Seroxat®) suspensie (2 mg/ml).
penicillamine (1) Gerodyl® capsule 150 mg	vorm en middel: enteralia info: verenigbaarheid:	Capsule met poeder. **Capsules kunnen geopend worden (methode E).** Voedsel vermindert opname. Op een lege maag innemen: geen (sonde)voeding 2 uur voor tot 1 uur na inname geneesmiddel.
penicillamine (2) Kelatin® tablet 250 mg	vorm en middel: enteralia info: verenigbaarheid:	Tablet zonder breukgleuf. **Mag fijngemalen worden (methode C).** Voedsel vermindert opname. Op een lege maag innemen: geen (sonde)voeding 2 uur voor tot 1 uur na inname geneesmiddel.
penfluridol Semap® tablet 20 mg	vorm en middel: enteralia info:	Tablet met breukgleuf. **Mag fijngemalen worden (methode C).**
pentoxifylline Trental® tablet mga 400 mg	vorm en middel: enteralia info:	Tablet met gereguleerde afgifte, fijnmalen geeft mogelijk toxiciteit en te korte werking. **Mag niet fijngemalen worden.**
pentoxyverine Balsoclase® dragee 25 mg	vorm en middel: enteralia info: alternatieve vorm:	Tablet met harde coating. **Mag fijngemalen worden (methode C).** Uit de handel Kan met en zonder voedsel worden ingenomen. pentoxyverine (Balsoclase®) drank 2,13 mg/ml; stroop (Tuclase®) 1,5 mg/ml; zetpil 8 mg (baby); 20 mg (kind) Zo nodig keerdosis en doseerinterval aanpassen.
perfenazine Trilafon® dragee 2; 4; 8; 16 mg	vorm en middel: enteralia info:	Tablet omhuld. **Mag fijngemalen worden (methode C).**

pergolide Permax® tablet 0,05; 0,25; 1 mg	vorm en middel: enteralia info:	Tablet met breukgleuf. **Mag fijngemalen worden (methode C).**
periciazine (1) Neuleptil® capsule 5; 10 mg	vorm en middel: enteralia info: alternatieve vorm:	Capsule met poeder. **Capsules kunnen geopend worden (methode E).** Periciazine (Neuleptil®) druppels (10 mg/ml).
periciazine (2) Neuleptil® tablet 25 mg	Vorm en middel: enteralia info: alternatieve vorm:	Tablet met breukgleuf. **Mag fijngemalen worden (methode C).** Periciazine (Neuleptil®) druppels (10 mg/ml).
perindopril Coversyl® tablet 2; 4; 8 mg	vorm en middel: enteralia info:	Tablet met breukgleuf. **Mag fijngemalen worden (methode C).**
pimozide Orap® tablet 1; 4 mg	vorm en middel: enteralia info:	Tablet 1 mg bevat geen breukgleuf, 4 mg wel. **Mag fijngemalen worden (methode C).**
pindolol tablet 5; 10; 15 mg	vorm en middel: enteralia info:	Tablet met breukgleuf. **Mag fijngemalen worden (methode C).**
pindolol/clopamide Viskaldix® tablet 10/5 mg	vorm en middel: enteralia info:	Tablet met breukgleuf. **Mag fijngemalen worden (methode C).**
pipamperon Dipiperon® tablet 40 mg	vorm en middel: enteralia info: alternatieve vorm:	Tablet met breukgleuf. **Mag fijngemalen worden (methode C).** Pipamperon (Dipiperon®) druppels 40 mg/ml (1 dr=2 mg).
pipemidinezuur Pipram® tablet 400 mg	vorm en middel: enteralia info: verenigbaarheid:	Tablet zonder breukgleuf. **Mag fijngemalen worden (methode C).** Tijdens of vlak na de maaltijd innemen. Bindt aan calcium, waardoor opname afneemt. Niet met melk(producten) innemen. Bindt aan metaalionen, antacida en calcium, waardoor opname afneemt.
piracetam (1) Nootropil® capsule 400 mg	vorm en middel: enteralia info: alternatieve vorm:	Capsule met poeder. **Capsules kunnen geopend worden (methode E).** Piracetam (Nootropil®) drank (200 mg/ml).

piracetam (2) tablet 800; 1200 mg	vorm en middel: enteralia info: alternatieve vorm:	Tablet met breukgleuf. **Mag fijngemalen worden (methode C).** Piracetam (Nootropil®) drank (200 mg/ml).
piroxicam (1) Brexine® tablet 20 mg	vorm en middel: enteralia info: verenigbaarheid: alternatieve vorm:	Bruistablet. NSAID: geeft frequent maagbezwaren. Toelichting in paragraaf 1.4.8. **Tablet eerst oplossen en laten uitbruisen (methode G).** Inname met voedsel vermindert het risico op gastro-intestinale bijwerkingen. Voedsel beïnvloedt beschikbaarheid niet. Piroxicam zetpil 20 mg; poeder 20 mg; capsule. Keerdosis en doseerinterval aanpassen.
piroxicam (2) Piroxicam® capsule 10; 20 mg	vorm en middel: enteralia info: verenigbaarheid: alternatieve vorm:	Capsule met poeder. NSAID: geeft frequent maagbezwaren. Toelichting in paragraaf 1.4.8. **Capsules kunnen geopend worden (methode E).** Voedsel beïnvloedt beschikbaarheid niet. Bij voorkeur innemen tijdens of vlak na de maaltijd. Met voldoende melk of water innemen Piroxicam zetpil 20 mg; (Brexine®) (bruis)tablet 20 mg; poeder 20 mg. Zo nodig keerdosis en doseerinterval aanpassen.
piroxicam (3) Piroxicam® tablet 10; 20 mg	vorm en middel: enteralia info: verenigbaarheid: alternatieve vorm:	Disperstablet. NSAID: geeft frequent maagbezwaren. Toelichting in paragraaf 1.4.8. **Tablet in water (in spuit) uiteen laten vallen (methode A).** Na voor toediening gereed maken direct toedienen. Voedsel heeft vrijwel geen invloed op absorptie. Piroxicam zetpil 20mg; (Brexine®) (bruis)tablet 20 mg; poeder 20 mg; capsule Zo nodig keerdosis en doseerinterval aanpassen.
piroxicam (4) Brexine® poeder poeder 20 mg	vorm en middel: enteralia info: verenigbaarheid: alternatieve vorm:	Poeder in sachet, voor oraal gebruik. NSAID: geeft frequent maagbezwaren. Toelichting in paragraaf 1.4.8. **Poeder in ruime hoeveelheid water uiteen laten vallen en direct door de sonde geven (methode A).** Inname met voedsel vermindert het risico op gastro-intestinale bijwerkingen. Voedsel beïnvloedt beschikbaarheid niet. Piroxicam zetpil 20 mg. Zo nodig keerdosis en doseerinterval aanpassen.

piroxicam (5) Brexine® Feldene® tablet 10; 20 mg	vorm en middel: alternatieve vorm:	Tablet met breukgleuf. NSAID: geeft frequent maagbezwaren. Toelichting in paragraaf 1.4.8. Piroxicam zetpil 20 mg; (Brexine®) (bruis)tablet 20 mg; poeder 20 mg; capsule. Zo nodig keerdosis en doseerinterval aanpassen.
pizotifeen Sandomigran® dragee 0,5; 1,5 mg	vorm en middel: enteralia info:	Tablet omhuld. **Mag fijngemalen worden (methode C).**
plantival Plantival® dragee	vorm en middel: enteralia info:	Tablet met harde coating. **Mag fijngemalen worden (methode C).** Bij slikklachten: innemen met vla, yoghurt of appelmoes. Geen onverenigbaarheden bekend.
polystyreensulfonzuur Sorbisterit® (Ca) Resonium A® (Na) poeder 900; 999,34 mg/g	vorm en middel: enteralia info: verenigbaarheid: alternatieve vorm:	Poeder in potje, voor oraal gebruik. Niet geschikt voor toepassing door sonde; sonde kan verstoppen. **Toedienen in een weinig water of in limonade(siroop) of vruchtensap (zoete vloeistof).** Ionenwisselende hars: bindt kalium. Onverenigbaar met kaliumrijk voedsel (o.a. fruit). Onverenigbaar met sondevoeding. Polystyreensulfonzuur (Resonium A®) klysma (30 g/100 ml).
pramipexol Sifrol® tablet 0,088; 0,7 mg	vorm en middel: enteralia info:	Tablet zonder breukgleuf. **Mag fijngemalen worden (methode C).**
pravastatine Selektine® tablet 10; 20; 40 mg	vorm en middel: enteralia info:	Tablet zonder breukgleuf. **Mag fijngemalen worden (methode C).**
prazepam Reapam® tablet 10 mg	vorm en middel: enteralia info:	Tablet met breukgleuf. **Mag fijngemalen worden (methode C).**
prazosine tablet 1; 2; 5 mg	vorm en middel: verenigbaarheid:	Tablet met breukgleuf. Ontleedt o.i.v. licht. Na fijnmalen direct toedienen. Tijdens of vlak na de maaltijd innemen. Voedsel beïnvloedt beschikbaarheid niet. Tijdens of na de maaltijd innemen met ruime hoeveelheid water

prednisolon tablet 5; 20; 30 mg	vorm en middel: enteralia info: alternatieve vorm:	Tablet met breukgleuf. **Mag fijngemalen worden (methode C).** Prednisolon drank (1 mg/ml); prednisolon injectievloeistof 25 mg= 2 ml (12,5 mg/ml). Injectievloeistof kan oraal gegeven worden (methode H).
prednison tablet 5 mg	vorm en middel: enteralia info: verenigbaarheid: alternatief middel:	Tablet met breukgleuf. Kan maagdarmbijwerkingen geven door irritatie slijmvliezen (ulcerogeen). **Mag fijngemalen worden (methode C).** Voor of tijdens de maaltijd innemen Voedsel beïnvloedt beschikbaarheid niet. Met voldoende melk of water innemen Prednisolon drank (1 mg/ml); prednisolon injectievloeistof (12,5 mg/ml). Injectievloeistof kan oraal gegeven worden (methode H).
pregabaline Lyrica® capsule 75; 150; 300 mg	vorm en middel: enteralia info: verenigbaarheid:	Harde capsule met poeder. Kan maagdarmbezwaren geven. **Capsules kunnen geopend worden (methode E).** Voedsel beïnvloedt beschikbaarheid niet.
primidon Mysoline® tablet 250 mg	vorm en middel: enteralia info: alternatief middel:	Tablet met breukgleuf. **Mag fijngemalen worden (methode C).** Op aanvraag: fenobarbital drank (4 mg/ml) (FNA preparaat met alcohol, ongeschikt voor kinderen) of andere individuele bereiding.
procarbazine Natulan® capsule 50 mg	vorm en middel: enteralia info: alternatieve vorm:	Capsule met poeder. Kankerverwekkend en/of mutageen. Zie ook paragraaf 1.4.3 in inleiding. **Capsules mogen niet geopend worden.** Suspensie (individuele bereiding).
proguanil Paludrine® tablet 100 mg	vorm en middel: enteralia info: verenigbaarheid:	Tablet met breukgleuf. Ontleedt o.i.v. licht. **Mag fijngemalen worden (methode C).** Na de maaltijd innemen. Na fijnmalen direct toedienen. Op vast tijdstip innemen Voedsel verbetert opname. Kan gemengd met voeding gegeven worden.
promethazine tablet 25 mg	vorm en middel: enteralia info: alternatieve vorm:	Tablet omhuld. **Mag fijngemalen worden (methode C).** Promethazine stroop (1 mg/ml). Vloeistof kan kort voor toediening verdund worden met water.

propafenon Rytmonorm® tablet 150; 300 mg	vorm en middel: enteralia info: alternatieve vorm:	Tablet omhuld met breukgleuf. Bittere smaak, lokaal verdovend. **Mag fijngemalen worden (methode C).** Innemen na voedsel en met voldoende water. Niet geschikt voor fijnmalen bij slikklachten. Propafenon injectievloeistof 70 mg=20 ml (3,5 mg/ml). Injectievloeistof kan oraal gegeven worden (methode H). Injectievloeistof niet oraal toepassen bij slikklachten.
propranolol (1) Inderal Retard® capsule mga 80; 160 mg	vorm en middel: enteralia info: alternatieve vorm:	Capsule met gereguleerde afgifte; fijnmalen geeft mogelijk toxiciteit en te korte werking. **Capsules kunnen geopend worden (methode E).** Korrels niet fijnmalen. Goed naspoelen met water, korrels kunnen dunne sondes verstoppen. Gewone propranolol tablet. Keerdosis en doseerinterval aanpassen.
propranolol (2) Inderal® tablet 10; 80 mg	vorm en middel: enteralia info:	Tablet zonder breukgleuf. **Mag fijngemalen worden (methode C).**
propranolol (3) tablet 40 mg	vorm en middel: enteralia info:	Tablet met breukgleuf. **Mag fijngemalen worden (methode C).**
propyfenazon/ **paracetamol/coffeine (1)** Daro hoofdpijnpoeder® poeder 250/150/46 mg	vorm en middel: enteralia info:	Poeder in sachet, voor oraal gebruik. **In water (in spuit) oplossen (methode A).** Verminderde opname door binding aan galzuurbindende harsen en aktieve kool. Neem dit geneesmiddel 2 uur voor of 4 uur na de actieve kool in. Neem dit geneesmiddel 2 uur voor of 4 uur na de galzuurbindende hars in.
propyfenazon/ **paracetamol/coffeine (2)** Sanalgin® Saridon® Paradon® tablet 250/250/46; 250/150/50 mg	vorm en middel: enteralia info:	Tablet omhuld zonder breukgleuf. **Mag fijngemalen worden (methode C).** Bij slikklachten: in water uiteen laten vallen. Verminderde opname door binding aan galzuurbindende harsen en aktieve kool. Neem dit geneesmiddel 2 uur voor of 4 uur na de actieve kool in. Neem dit geneesmiddel 2 uur voor of 4 uur na de galzuurbindende hars in.
propylthiouracil tablet 50 mg	vorm en middel: enteralia info: alternatieve vorm:	Tablet met breukgleuf. Kankerverwekkend en/of mutageen. Zie ook paragraaf 1.4.3 in inleiding. **Mag niet fijngemalen worden.** Suspensie (individuele bereiding).

pyrazinamide tablet 500 mg	vorm en middel: enteralia info:	Tablet met breukgleuf. **Mag fijngemalen worden (methode C).**
pyridostigmine (1) Mestinon® dragee 60 mg	vorm en middel: enteralia info:	Tablet omhuld. **Mag fijngemalen worden (methode C).**
pyridostigmine (2) Mestinon® tablet 10 mg	vorm en middel: enteralia info:	Tablet zonder breukgleuf. **Mag fijngemalen worden (methode C).**
pyridostigmine (3) Mestinon® tablet mga 180 mg	vorm en middel: enteralia info: alternatieve vorm:	Tablet met gereguleerde afgifte, fijnmalen geeft mogelijk toxiciteit en te korte werking. **Mag niet fijngemalen worden.** Pyridostigmine (Mestinon®) tablet of dragee. Keerdosis en doseerinterval aanpassen.
pyridoxine tablet 20; 50; 100 mg	vorm en middel: enteralia info: alternatieve vorm:	Tablet met breukgleuf. **Mag fijngemalen worden (methode C).** Pyridoxine HCl injectievloeistof (50 mg/ml). Injectievloeistof kan oraal gegeven worden (methode H).
pyrimethamine Daraprim® tablet 25 mg	vorm en middel: enteralia info:	Tablet met breukgleuf. Kan maagbezwaren geven. **Mag fijngemalen worden (methode C).** Na de maaltijd innemen.

quetiapine vorm en middel: Tablet omhuld zonder breukgleuf.
Seroquel® enteralia info: **Mag fijngemalen worden (methode C).**
tablet
25; 100; 200; 300 mg

quinapril vorm en middel: Tablet met breukgleuf.
Acupril® enteralia info: **Mag fijngemalen worden (methode C).**
tablet
5; 10; 20; 40 mg

rabeprazol Pariet® tablet 10; 20 mg	vorm en middel: enteralia info: verenigbaarheid: alternatief middel:	Tablet met maagsapresistente coating. Kan maagdarmbezwaren geven **Mag niet fijngemalen worden.** Niet geschikt voor fijnmalen bij slikklachten. Bij slikklachten: esomeprazol sachet 10 mg oplossen in 15 ml water; mengel binnen 30 min. innemen. Door sonde < 6 charriere: zie alternatief Door sonde ≥ 6 charriere: esomeprazol sachet. Verwerken volgens methode D. Onafhankelijk van de maaltijd Verminderde of versterkte werking van diverse geneesmiddelen Omeprazol poeder voor inj. 40 mg; Losec® mups 10; 20; 40 mg oraal/intraveneus; Nexium® 20; 40 mg
ramipril Tritace® tablet 1,25; 2,5; 5; 10 mg	vorm en middel: enteralia info:	Tablet met breukgleuf. **Mag fijngemalen worden (methode C).**
ranitidine (1) Zantac® tablet 150; 300 mg	vorm en middel: enteralia info: alternatieve vorm:	Bruistablet. **Tablet eerst oplossen en laten uitbruisen (methode G).** Hoge doses sucralfaat of antacida verminderen de opname/ Tenminste 2 uur voor of 2 uur na deze middelen innemen. Ranitidine (Zantac®) oplossing voor injectie 50 mg= 2 ml (25 mg/ml) ; drank 15 mg/ml Keerdosis en doseerinterval aanpassen.
ranitidine (2) Zantac® tablet 75; 150; 300 mg	vorm en middel: enteralia info: alternatieve vorm:	Tablet zonder breukgleuf. **Mag fijngemalen worden (methode C).** Hoge doses sucralfaat of antacida verminderen de opname Tenminste 2 uur voor of 2 uur na deze middelen innemen. Ranitidine (Zantac®) bruistablet; drank 15 mg/ml; oplossing voor injectie 50 mg=2 ml (25 mg/ml). Tablet eerst oplossen en laten uitbruisen (methode G).
rhamnus frangula/senna Herbesan® kruidenthee	vorm en middel: enteralia info:	Kruidenthee. **Bij toedienen door sonde: af laten koelen tot max 50°C** Bij voorkeur op nuchtere maag innemen en/of 2 uur na de avondmaaltijd. Geen onverenigbaarheden bekend.
ribavirine Rebetol® capsule 200 mg	vorm en middel: enteralia info: verenigbaarheid:	Capsule met poeder. **Mag niet fijngemalen worden door zwangeren.** Voedsel verbetert opname. Tijdens of na de maaltijd innemen met ruime hoeveelheid water.

ribavirine Copegus® tablet 200; 400 mg	vorm en middel: enteralia info: verenigbaarheid:	Tablet omhuld zonder breukgleuf. **Mag niet fijngemalen worden door zwangeren.** Voedsel verbetert opname. Tijdens of na de maaltijd innemen met ruime hoeveelheid water.
rifampicine Rifadin® capsule 150; 300 mg	vorm en middel: enteralia info: verenigbaarheid: alternatieve vorm:	Capsule met poeder. Kan maagbezwaren geven. **Capsules kunnen geopend worden (methode E).** Voedsel vermindert opname. Op een lege maag innemen: geen (sonde)voeding 2 uur voor tot 1 uur na inname geneesmiddel. Rifampicine (Rifadin®) suspensie (20 mg/ml).
riluzol Rilutek® tablet 50 mg	vorm en middel: enteralia info: verenigbaarheid:	Tablet omhuld zonder breukgleuf. **Mag fijngemalen worden (methode C).** Tablet bevochtigen met een kleine hoeveelheid water. Filmomhulling eraf wrijven, tablet fijnmalen en poeder direct mengen met water (250 ml), melk of yoghurt. Voedsel vertraagt en vermindert opname. Op een lege maag innemen: geen (sonde)voeding 2 uur voor tot 2 uur na inname geneesmiddel.
risedroninezuur Actonel® tablet 5; 30; 35 mg	vorm en middel: enteralia info: verenigbaarheid: alternatief middel:	Tablet omhuld met breukgleuf. **Mag niet fijngemalen worden.** In verticale houding innemen (i.v.m. kans op oesophagitis), tot 30 minuten na inname niet gaan liggen (bisfosfonaten). Wordt slecht opgenomen: (calciumrijk) voedsel vermindert opname. Op een lege maag innemen: half uur voor het ontbijt. Verminderde opname door antacida en middelen die calcium, ijzer, aluminium of magnesium bevatten. Bifosfonaat tenminste 2 uur voor tot 2 uur na deze middelen innemen. Overweeg tijdelijk stoppen van het geneesmiddel.
risperidon Risperdal® tablet 0,5; 1; 2; 3; 4; 6; 8 mg	vorm en middel: enteralia info: alternatieve vorm:	Tablet omhuld met breukgleuf. **Mag fijngemalen worden (methode C).** Risperidon (Risperdal®) drank (1 mg/ml). Drank niet samen met thee innemen.
ritodrine Pre-Par Retard® capsule mga 40 mg	vorm en middel: enteralia info:	Capsule met gereguleerde afgifte; fijnmalen geeft mogelijk toxiciteit en te korte werking. Capsules kunnen geopend worden (methode E). Korrels niet fijnmalen. Goed naspoelen met water, korrels kunnen dunne sondes verstoppen.

rivastigmine Exelon® capsule 1,5; 3; 4,5; 6 mg	vorm en middel: enteralia info: verenigbaarheid: alternatieve vorm:	Capsule met poeder. **Capsules kunnen geopend worden (methode E).** Voedsel verbetert opname. Tijdens of vlak na de maaltijd innemen. Rivastigmine (Exelon®) drank (2 mg/ml).
ropinirol Requip® tablet 0,25; 0,5; 1; 2; 5 mg	vorm en middel: enteralia info:	Tablet omhuld. **Mag fijngemalen worden (methode C).**
rosuvastatine Crestor® tablet 5; 10; 20; 40 mg	vorm en middel: enteralia info: verenigbaarheid:	Tablet omhuld. Ontleedt o.i.v. licht. **Mag fijngemalen worden (methode C).** Voedsel beïnvloedt beschikbaarheid niet. Kan met en zonder voedsel worden ingenomen. Bindt aan ijzer en antacida met magnesium of aluminium. Geneesmiddel 2 uur voor of 4 uur na het ijzerpreparaat innemen.

salbutamol Ventolin® tablet 2; 4 mg	vorm en middel: enteralia info: alternatieve vorm:	Tablet met breukgleuf. **Mag fijngemalen worden (methode C).** Salbutamol (Ventolin®) drank (0,4 mg/ml).
scopolaminebutyl Buscopan® dragee 10 mg	vorm en middel: enteralia info: alternatieve vorm:	Tablet omhuld. **Mag fijngemalen worden (methode C).** Butylscopolamine (Buscopan®) zetpil.
selegiline Eldepryl® tablet 5 mg	vorm en middel: enteralia info:	Tablet zonder breukgleuf. **Mag fijngemalen worden (methode C).** Na het ontbijt en eventueel na de lunch innemen (i.v.m. slapeloosheid).
selenium se 75 tauroselcholinezuur Se HCAT capsule 370 kBq	vorm en middel: enteralia info:	Capsule met poeder. Radiofarmacon. **Mag niet fijngemalen worden.** In verticale houding innemen. Voor, tijdens en na het doorslikken van de capsule 15 ml water drinken. Gebruik colestyramine vanaf 3 dagen voor het onderzoek staken.
senna (1) Bekunis Senna kruidenthee	vorm en middel: enteralia info: alternatief middel:	Kruidenthee. Kan maagdarmbezwaren geven. **Kan als zodanig niet door de sonde worden gegeven.** Bij voorkeur 's avonds innemen. ander laxans.
senna (2) Sennocol® tablet 185 mg	vorm en middel: enteralia info: alternatief middel:	Tablet met breukgleuf. **Mag fijngemalen worden (methode C).** Bisacodyl (Dulcolax®) zetpil, natriumpicosulfaat (Dulco®) druppels, sennosiden/dexpantenol (Prunasine®).
sertraline Zoloft® tablet 50; 100 mg	vorm en middel: enteralia info:	Tablet zonder breukgleuf. **Mag fijngemalen worden (methode C).**
sevelameer Renagel® tablet 800 mg	vorm en middel: enteralia info: alternatief middel:	Tablet omhuld met harde coating. Kan misselijkheid geven. **Mag niet fijngemalen worden.** Calciumcarbonaat bruistablet; Algeldraat® (gehydrateerd aluminiumoxide) suspensie.
simvastatine Zocor® tablet 5; 10; 20; 40; 80 mg	vorm en middel: enteralia info:	Tablet omhuld zonder breukgleuf. **Mag fijngemalen worden (methode C).**

solifenacine Vesicare® tablet 5; 10 mg	vorm en middel: enteralia info: verenigbaarheid: alternatief middel:	Tablet omhuld. Bittere smaak. **Mag fijngemalen worden (methode C).** Smaak eventueel camoufleren met limonade(siroop) of vruchtensap (zoete vloeistof). Voedsel beïnvloedt beschikbaarheid niet. Kan met en zonder voedsel worden ingenomen. Oxybutynine tablet; zetpil of oxybutynine stroop (1mg/ml).
sotalol Sotacor® tablet 80; 160 mg	vorm en middel: enteralia info: verenigbaarheid:	Tablet met breukgleuf. **Mag fijngemalen worden (methode C).** Voedsel vermindert opname met 20%. Bij voorkeur op een lege maag innemen: 1 uur voor of 2 uur na voedsel.
spironolacton tablet 25; 50; 100 mg	vorm en middel: enteralia info: alternatieve vorm:	Tablet met breukgleuf. **Mag fijngemalen worden (methode C).** Spironolacton drank (1 mg/ml).
stavudine Zerit® capsule 20; 30; 40 mg	vorm en middel: enteralia info: verenigbaarheid: alternatieve vorm:	Capsule met poeder. **Capsules kunnen geopend worden (methode E).** Inname met voedsel verlaagt piekconcentratie; totaal geresorbeerde hoeveelheid blijft gelijk. Stavudine (Zerit®) poeder voor drank (1 mg/ml).
sucralfaat Ulcogant® tablet 1000 mg	vorm en middel: enteralia info: verenigbaarheid: alternatieve vorm: alternatief middel:	Tablet met breukgleuf. Niet geschikt voor toepassing door sonde; sonde kan verstoppen. **Mag fijngemalen worden.** Bindt aan eiwitten in voedsel. Onverenigbaar met sondevoeding. Op een lege maag innemen: geen (sonde)voeding 2 uur voor tot 2 uur na inname geneesmiddel. Verminderde opname van diverse geneesmiddelen. Sucralfaat (Ulcogant®) granulaat sachet 1000 mg of suspensie (200 mg/ml). Overweeg een H2-antagonist, bijv. ranitidine.
sulfasalazine Salazopyrine® Sulfasalazine® tablet mga 500 mg	vorm en middel: enteralia info: alternatieve vorm:	Tablet met gereguleerde afgifte met maagsapresistente coating, geneesmiddel komt op specifieke plaats vrij. Kan maagdarmbezwaren geven. **Mag niet fijngemalen worden.** Sulfasalazine suspensie FNA (100 mg/ml). Tijdens de maaltijd innemen.

sulpiride (1) Dogmatil® capsule 50 mg	vorm en middel: enteralia info: verenigbaarheid: alternatieve vorm:	Capsule met poeder. Licht bittere smaak. **Capsules kunnen geopend worden (methode E).** Smaak eventueel camoufleren met limonade(siroop) of vruchtensap (zoete vloeistof). Voedsel beïnvloedt beschikbaarheid niet. Kan met en zonder voedsel worden ingenomen. Sulpiride (Dogmatil®) drank (5 mg/ml).
sulpiride (2) Dogmatil® tablet 400 mg	vorm en middel: enteralia info: verenigbaarheid: alternatieve vorm:	Tablet met breukgleuf. Licht bittere smaak. **Mag fijngemalen worden (methode C).** Smaak eventueel camoufleren met limonade(siroop) of vruchtensap (zoete vloeistof). Voedsel beïnvloedt beschikbaarheid niet. Kan met en zonder voedsel worden ingenomen. Sulpiride (Dogmatil®) drank (5 mg/ml).
sumatriptan Imigran® tablet 50; 100 mg	vorm en middel: enteralia info: alternatieve vorm:	Tablet omhuld. Vieze smaak. **Mag niet fijngemalen worden.** Sumatriptan zetpil; injectie voor subcutaan gebruik (12 mg/ml) of neusspray.

tacrolimus Prograft® capsule 0,5; 1; 5 mg	vorm en middel: enteralia info: verenigbaarheid:	Capsule met poeder. Onverenigbaar met PVC (sondes). **Capsules kunnen geopend worden (methode E).** Onverenigbaar met grapefruitsap.
tamoxifen tablet 10; 20; 30; 40 mg	vorm en middel: enteralia info: alternatieve vorm:	Tablet zonder breukgleuf. Kankerverwekkend en/of mutageen. Zie ook paragraaf 1.4.3 in inleiding. **Mag niet fijngemalen worden.** Individuele bereiding (suspensie).
tamsulosine (1) Omnic® capsule mga 0,4 mg	vorm en middel: enteralia info:	Capsule met granulaat met gereguleerde afgifte. **Capsules kunnen geopend worden (methode E).** Korrels niet fijnmalen. Goed naspoelen met water, korrels kunnen dunne sondes verstoppen. Na openen capsule direct toedienen.
tamsulosine (2) Omnic OCAS® tablet mga 0,4 mg	vorm en middel: enteralia info: verenigbaarheid: alternatieve vorm:	Tablet omhuld. **Mag niet fijngemalen worden.** Voedsel beïnvloedt beschikbaarheid niet. Kan met en zonder voedsel worden ingenomen. Tamsulosine 0,4 mg capsule. Keerdosis en doseerinterval aanpassen.
tannalbumine Entosorbine-N® tablet 500 mg	vorm en middel: enteralia info:	Tablet omhuld zonder breukgleuf. **Mag fijngemalen worden (methode C).** Bij slikklachten: in water uiteen laten vallen. Met wat voedsel innemen. Verhoging van de pH in de maag (antacida, protonpompremmers, H2-antagonisten) vermindert de absorptie. Neem eerst dit middel in. Neem 2 uur later het zuurremmende product in. Of neem intraconazol in met cola.
telmisartan Micardis® tablet 20; 40; 80 mg	vorm en middel: enteralia info: verenigbaarheid:	Tablet zonder breukgleuf. Bittere smaak. **Mag fijngemalen worden (methode C).** Smaak eventueel camoufleren met limonade(siroop) of vruchtensap (zoete vloeistof). Voedsel vermindert opname, dit leidt echter niet tot afname in therapeutisch effect. Kan met en zonder voedsel worden ingenomen.

telmisartan/ hydrochloorthiazide MicardisPlus® tablet 40/12,5; 80/12,5 mg	vorm en middel: enteralia info: . verenigbaarheid:	Tablet zonder breukgleuf. Bittere smaak. **Mag fijngemalen worden (methode C).** Smaak eventueel camoufleren met limonade(siroop) of vruchtensap (zoete vloeistof). Voedsel vermindert opname, dit leidt echter niet tot afname in therapeutisch effect. Kan met en zonder voedsel worden ingenomen. In de aanwezigheid van anionuitwisselings-harsen (cholestyramine en colestipol) vermindert de absorptie. Neem dit geneesmiddel 2 uur voor of 4 uur na de galzuurbindende hars in.
temazepam capsule 10; 20 mg	vorm en middel: enteralia info: alternatieve vorm:	Harde capsule met vloeistof. **Capsules mogen niet geopend worden.** In warm water (in spuit) uiteen laten vallen (methode B). Capsule kan ook rectaal gegeven worden.
temozolomide Temodal® capsule 5; 20; 100; 250 mg	vorm en middel: enteralia info: alternatieve vorm:	Harde capsule met vloeistof. Kankerverwekkend en/of mutageen. Zie ook paragraaf 1.4.3 in inleiding. **Capsules mogen niet geopend worden.** Met voldoende water innemen. In overleg met apotheek: suspensie (individuele bereiding).
terazosine Hytrin® tablet 1; 2; 5; 10 mg	vorm en middel: enteralia info:	Tablet zonder breukgleuf. **Mag fijngemalen worden (methode C).** Bij voorkeur voor de nacht (i.v.m. orthostatische hypotensie).
terbinafine Lamisil® tablet 250 mg	vorm en middel: enteralia info:	Tablet met breukgleuf. **Mag fijngemalen worden (methode C).**
terbutaline (1) Bricanyl® tablet 2,5; 5 mg	vorm en middel: enteralia info: alternatieve vorm:	Tablet met breukgleuf. **Mag fijngemalen worden (methode C).** terbutaline (Bricanyl®) inhalatievloeistof; inhalatiepoeder; injectievloeistof 0,5 mg=1 ml; drank 0,3 mg/ml; tablet 2,5 mg; 5 mg
terbutaline (2) Bricanyl Retard® tablet mga 5 mg	vorm en middel: enteralia info: alternatieve vorm:	Tablet omhuld met breukgleuf. Fijnmalen geeft mogelijk toxiciteit en te korte werking. **Mag niet fijngemalen worden.** terbutaline (Bricanyl®) inhalatievloeistof; inhalatiepoeder; injectievloeistof 0,5 mg=1 ml; drank 0,3 mg/ml; tablet 2,5 mg; 5 mg

terfenadine tablet 60 mg	vorm en middel: enteralia info: verenigbaarheid: alternatieve vorm:	Tablet met breukgleuf. **Mag fijngemalen worden (methode C).** Onverenigbaar met grapefruitsap. Terfenadine (Triludan®) suspensie (6 mg/ml).
testosteron Andriol® capsule 40 mg	vorm en middel: enteralia info: verenigbaarheid: alternatieve vorm:	Capsule met poeder. Geslachtshormoon. **Capsules kunnen geopend worden (methode E).** Voedsel verbetert opname. Met (wat) voedsel innemen. Testosteron (Sustanon®) injectievloeistof 100 mg= 1 ml; intramusculaire injectie 250 mg=1 ml; testosteron pleister.
tetracycline capsule 250 mg	vorm en middel: enteralia info: verenigbaarheid: alternatief middel:	Capsule met poeder. **Capsules kunnen geopend worden (methode E).** Vormt onoplosbare verbindingen met calcium. Niet met melk(producten) innemen. Doxycycline dispergeerbare tablet. Tablet eerst oplossen en laten uitbruisen (methode G).
theofylline Theolair Retard® tablet mga 175; 250; 350 mg	vorm en middel: enteralia info: alternatieve vorm:	Tablet met gereguleerde afgifte, fijnmalen geeft mogelijk toxiciteit en te korte werking. **Mag niet fijngemalen worden.** Theofylline (Theolair®) liquid (5 mg/ml, 30 mg/ml of 60 mg/ml) (individuele bereidingen). Eventueel controle bloedspiegel. Keerdosis en doseerinterval aanpassen. Op lege maag innemen: geen (sonde)voeding 2 uur voor en 1 uur na geneesmiddeltoediening.
thiamazol Strumazol® tablet 10; 30 mg	vorm en middel: enteralia info:	Tablet met breukgleuf. **Mag fijngemalen worden (methode C).**
thiamine tablet 25; 50; 100 mg	vorm en middel: enteralia info: alternatieve vorm:	Tablet met breukgleuf. **Mag fijngemalen worden (methode C).** Thiamine HCl injectievloeistof (100 mg/ml). Injectievloeistof kan oraal gegeven worden (methode H).
thioridazine Melleril retard® tablet mga 200 mg	vorm en middel: enteralia info: verenigbaarheid: alternatieve vorm:	Tablet met gereguleerde afgifte. Fijnmalen geeft mogelijk toxiciteit en te korte werking. **Mag niet fijngemalen worden.** Voedsel beïnvloedt beschikbaarheid niet. Kan met en zonder voedsel worden ingenomen. Individuele bereiding. Keerdosis en doseerinterval aanpassen.

tiapride Tiapridal® tablet 100 mg	vorm en middel: enteralia info:	Tablet met breukgleuf. **Mag fijngemalen worden (methode C).**
tiaprofeenzuur (1) Surgam® tablet 200; 300 mg	vorm en middel: enteralia info: alternatief middel:	Tablet zonder breukgleuf. NSAID: geeft frequent maagbezwaren. Toelichting in paragraaf 1.4.8. **Mag fijngemalen worden (methode C).** Eventueel ander NSAID.
tiaprofeenzuur (2) Surgam Nocte® tablet mga 300 mg	vorm en middel: enteralia info: alternatieve vorm: alternatief middel:	Tablet met gereguleerde afgifte, fijnmalen geeft mogelijk toxiciteit en te korte werking. NSAID: geeft frequent maagbezwaren. Toelichting in paragraaf 1.4.8. **Mag niet fijngemalen worden.** Tiaprofeenzuur (Surgam®) tablet of granulaat. Eventueel ander NSAID.
tibolon Livial® tablet 2,5 mg	vorm en middel: enteralia info: alternatief middel:	Tablet zonder breukgleuf. Geslachtshormoon. **Mag fijngemalen worden (methode C).** Oestrogeen/progestageen pleister.
tioguanine Lanvis® tablet 40 mg	vorm en middel: enteralia info: alternatieve vorm:	Tablet met breukgleuf. Kankerverwekkend en/of mutageen. Zie ook paragraaf 1.4.3 in inleiding. **Mag niet fijngemalen worden.** Gebruik handschoenen tijdens het innemen. In overleg met apotheek: drank (individuele bereiding).
tizanidine (1) Sirdalud MR® capsule mga 6 mg	vorm en middel: enteralia info: verenigbaarheid: alternatieve vorm:	Capsule met gereguleerde afgifte; fijnmalen geeft mogelijk toxiciteit en te korte werking. **Capsules kunnen geopend worden (methode E).** Korrels niet fijnmalen. Goed naspoelen met water, korrels kunnen dunne sondes verstoppen. Voedsel beïnvloedt beschikbaarheid niet. Kan gemengd met voeding gegeven worden. Gewone tizanidine (Sirdalud®) tablet.
tizanidine (2) Sirdalud® tablet 2; 4 mg	vorm en middel: enteralia info: verenigbaarheid:	Tablet met breukgleuf. **Mag fijngemalen worden (methode C).** Voedsel beïnvloedt beschikbaarheid niet. Kan gemengd met voeding gegeven worden.
tolbutamide tablet 500; 1000 mg	vorm en middel: enteralia info:	Tablet zonder breukgleuf. **Mag fijngemalen worden (methode C).** Voor de maaltijd innemen.

tolterodine Detrusitol® tablet 1; 2 mg	vorm en middel: enteralia info: alternatief middel:	Tablet omhuld zonder breukgleuf. Vieze smaak. **Fijnmalen gaat erg moeilijk.** Overweeg een ander spasmolyticum, bijv. oxybutinine (Dridase®) stroop (1 mg/ml).
topiramaat (1) Topamax Sprinkle® capsule 15; 50 mg	vorm en middel: enteralia info: verenigbaarheid: alternatieve vorm:	Capsule met poeder. Vieze smaak. **Capsules kunnen niet door een sonde gegeven worden i.v.m. kleven aan de wand van de sonde.** Korrels direct innemen met vla of yoghurt (niet op de korrels kauwen). Smaak eventueel camoufleren met limonade(siroop) of vruchtensap (zoete vloeistof). Voedsel beïnvloedt beschikbaarheid niet. Topiramaat (Topamax®) tablet. Eventueel smaak camoufleren door i.p.v. water (sinaas)-appelsap of limonade te gebruiken. Niet geschikt voor toediening via sonde.
topiramaat (2) Topamax® tablet 25; 100; 200 mg	vorm en middel: enteralia info: verenigbaarheid:	Tablet omhuld zonder breukgleuf. Vieze smaak. **Mag fijngemalen worden (methode C).** Smaak eventueel camoufleren met limonade(siroop) of vruchtensap (zoete vloeistof). Voedsel beïnvloedt beschikbaarheid niet.
tramadol (1) Tramagetic® tablet 50 mg	vorm en middel: enteralia info: alternatieve vorm:	Bruistablet. **Tablet eerst oplossen en laten uitbruisen (methode G).** Tramadol druppelvloeistof 100 mg/ml; (dispergeerbare) tablet; zetpil; injectievloeistof 100 mg = 2 ml (50 mg/ml)
tramadol (2) Tramal® capsule 50 mg	vorm en middel: enteralia info: alternatieve vorm:	Capsule met poeder. **Capsules kunnen geopend worden (methode E).** Tramadol druppelvloeistof 100 mg/ml; (dispergeerbare/bruis) tablet; zetpil; injectievloeistof 100 mg = 2 ml (50 mg/ml). Zo nodig keerdosis en doseerinterval aanpassen.

tramadol (3) Tramadol retard capsule mga 50; 100; 150; 200 mg	vorm en middel: enteralia info: verenigbaarheid: alternatieve vorm:	Capsule met granulaat met gereguleerde afgifte. Kan maagbezwaren geven. **Capsules mogen geopend worden.** Bij slikklachten: capsules openen en granules zonder kauwen of fijnmaken doorslikken en met water naspoelen Granules niet door sonde geven. Vertraagde afgifte-functie vervalt bij fijnmalen. Keerdosering en doseerfrequentie aanpassen, conform dosering preparaat zonder vertraagde afgifte. Voedsel beïnvloedt beschikbaarheid niet. Tramadol druppelvloeistof 100 mg/ml; (dispergeerbare/bruis) tablet; zetpil ; injectievloeistof 100 mg = 2 ml (50 mg/ml) Zo nodig keerdosis en doseerinterval aanpassen.
tramadol (4) tablet 50; 100 mg	vorm en middel: enteralia info: verenigbaarheid: alternatieve vorm:	Disperstablet. Kan maagbezwaren geven. **In water (in spuit) oplossen (methode A).** In minimaal 100 ml water uiteen laten vallen en goed omzwenken/roeren. Voedsel beïnvloedt beschikbaarheid niet. Tramadol druppelvloeistof 100 mg/ml; (bruis) tablet; zetpil ; injectievloeistof 100 mg = 2 ml (50 mg/ml) Zo nodig keerdosis en doseerinterval aanpassen.
tramadol (5) Tramal Retard® tablet mga 100; 150; 200; 300 mg	vorm en middel: enteralia info: verenigbaarheid: alternatieve vorm:	Tablet met gereguleerde afgifte, fijnmalen geeft mogelijk toxiciteit en te korte werking. **Mag niet fijngemalen worden.** Voedsel beïnvloedt beschikbaarheid niet. Tramadol druppelvloeistof 100 mg/ml; (dispergeerbare/bruis) tablet; zetpil ; injectievloeistof 100 mg = 2 ml (50 mg/ml) Keerdosis en doseerinterval aanpassen.
tranexaminezuur (1) Cyklokapron® tablet 1 g	vorm en middel: enteralia info: alternatieve vorm:	Bruistablet. **Tablet eerst oplossen en laten uitbruisen (methode G).** tranexaminezuur (Cyklokapron®) injectievloeistof 500 mg=5 ml (100 mg/ml) Injectievloeistof kan oraal gegeven worden (methode H).
tranexaminezuur (2) Cyklokapron® tablet 500 mg	vorm en middel: enteralia info: alternatieve vorm:	Tablet omhuld met breukgleuf. Licht bittere smaak. **Mag fijngemalen worden (methode C).** Smaak eventueel camoufleren met limonade(siroop) of vruchtensap (zoete vloeistof). tranexaminezuur (Cyklokapron®) bruistablet; injectievloeistof 500 mg=5 ml (100 mg/ml) Injectievloeistof kan oraal gegeven worden (methode H). Tablet eerst oplossen en laten uitbruisen (methode G).

tranylcypromine Parnate® tablet 10 mg	vorm en middel: enteralia info:	Tablet zonder breukgleuf. **Mag fijngemalen worden (methode C).**
trazodon Trazolam® tablet 100 mg	vorm en middel: enteralia info:	Tablet met breukgleuf. **Mag fijngemalen worden (methode C).**
triamcinolon tablet 4 mg	vorm en middel: enteralia info:	Tablet met breukgleuf. **Mag fijngemalen worden (methode C).**
triamtereen tablet 50 mg	vorm en middel: enteralia info: alternatieve vorm:	Tablet met breukgleuf. Kan misselijkheid geven. **Mag fijngemalen worden (methode C).** Tijdens of vlak na de maaltijd innemen. Triamtereen drank (2 mg/ml).
triamtereen/epitizide Dyta Urese® capsule 50/4 mg	vorm en middel: enteralia info:	Capsule met poeder. Kan misselijkheid geven. **Capsules kunnen geopend worden (methode E).** Tijdens of vlak na de maaltijd innemen.
triamtereen/ hydrochloorthiazide Dytenzide® tablet 50/25 mg	vorm en middel: enteralia info:	Tablet met breukgleuf. Kan misselijkheid geven. **Mag fijngemalen worden (methode C).** Tijdens of vlak na de maaltijd innemen.
trihexyfenidyl Artane® tablet 2; 5 mg	vorm en middel: enteralia info:	Tablet met breukgleuf. **Mag fijngemalen worden (methode C).**
trimethoprim tablet 100; 300 mg	vorm en middel: enteralia info: alternatieve vorm:	Tablet met breukgleuf. **Mag fijngemalen worden (methode C).** Bij eenmaal daags dosering: bij voorkeur voor de nacht innemen (i.v.m. langere verblijftijd in blaas). Trimethoprim (Monotrim®) suspensie (10 mg/ml).
tropisetron Novaban® capsule 5 mg	vorm en middel: enteralia info: alternatieve vorm:	Capsule met poeder. **Capsules kunnen geopend worden (methode E).** Eén uur voor het ontbijt innemen. tropisetron (Novaban®) injectie 5mg= 5ml (1 mg/ml) Indien voor oraal gebruik: injectievloeistof eventueel mengen met sinaasappelsap of cola. Injectievloeistof kan oraal gegeven worden (methode H).

urapidil Ebrantil® Ebrantil Mitis® capsule mga 30; 60; 90 mg	vorm en middel: enteralia info:	Capsule met gereguleerde afgifte; fijnmalen geeft mogelijk toxiciteit en te korte werking. **Capsules kunnen geopend worden (methode E).** Bij slikklachten: innemen met vla, yoghurt of appelmoes. Korrels niet fijnmalen. Goed naspoelen met water, korrels kunnen dunne sondes verstoppen.
ursodeoxycholzuur Ursochol® tablet 300; 450 mg	vorm en middel: enteralia info:	Tablet met breukgleuf. **Mag fijngemalen worden (methode C).**

valaciclovir Zelitrex® tablet 250; 500 mg	vorm en middel: enteralia info: alternatief middel:	Tablet zonder breukgleuf. Vieze smaak. **Mag fijngemalen worden (methode C).** Smaak eventueel camoufleren met limonade(siroop) of vruchtensap (zoete vloeistof). Aciclovir (Zovirax®) suspensie (40 mg/ml). Dosering aanpassen
valeriaan Valdispert® dragee 45 mg	vorm en middel: enteralia info: verenigbaarheid:	Tablet met harde coating. **Mag fijngemalen worden (methode C).** Tijdens of vlak na de maaltijd innemen. Voedsel beïnvloedt beschikbaarheid niet. Tijdens of vlak na de maaltijd innemen.
valproinezuur (1) Orfiril® capsule mga 150; 300 mg	vorm en middel: enteralia info: verenigbaarheid: alternatieve vorm:	Granulaat met gereguleerde afgifte; fijnmalen geeft mogelijk toxiciteit en te korte werking. **Capsules kunnen geopend worden (methode E).** Korrels niet fijnmalen. Goed naspoelen met water, korrels kunnen dunne sondes verstoppen. Inhoud capsule mag met voedsel gemengd worden. Valproinezuur (Depakine®) druppels (300 mg/ml); stroop (40 mg/ml) of zetpil. Eventueel controle bloedspiegel. Keerdosis en doseerinterval aanpassen.
valproinezuur (2) Orfiril® granulaat mga 500; 1000 mg	vorm en middel: enteralia info: verenigbaarheid: alternatieve vorm:	Granulaat met gereguleerde afgifte; fijnmalen geeft mogelijk toxiciteit en te korte werking. **Mag niet fijngemalen worden.** Voedsel beïnvloedt beschikbaarheid niet. Valproinezuur (Depakine®) druppels (300 mg/ml); stroop (40 mg/ml) of zetpil. Eventueel controle bloedspiegel. Keerdosis en doseerinterval aanpassen.
valproinezuur (3) Depakine Chronosphere® granulaat mga 100; 250; 500; 750; 1000 mg	vorm en middel: enteralia info: verenigbaarheid: alternatieve vorm:	Granulaat met gereguleerde afgifte. Niet geschikt voor toepassing door sonde; sonde kan verstoppen. **Mag niet fijngemalen worden.** Korrels direct innemen met vla of yoghurt (niet op de korrels kauwen). Voedsel verbetert opname. Valproinezuur (Depakine®) druppels (300 mg/ml); stroop (40 mg/ml) of zetpil. Eventueel controle bloedspiegel. Keerdosis en doseerinterval aanpassen.

valproïnezuur (4) Propymal® capsule 150; 300; 450; 600 mg	vorm en middel: enteralia info: verenigbaarheid: alternatieve vorm:	Capsule met maagsapresistente coating. Kan maagdarmbezwaren geven **Kan als zodanig niet door de sonde worden gegeven.** Voedsel beïnvloedt beschikbaarheid niet. Niet innemen met koolzuurhoudende dranken Valproïnezuur (Depakine®) druppels 300 mg/ml; stroop 40 mg/ml of zetpil Keerdosis en doseerinterval aanpassen.
valproïnezuur (5) Depakine Enteric® tablet 150; 300; 500; 600 mg	vorm en middel: enteralia info: alternatieve vorm:	Tablet met maagsapresistente coating. Kan maagbezwaren geven. **Mag niet fijngemalen worden.** Valproïnezuur (Depakine®) druppels (300 mg/ml); stroop (40 mg/ml) of zetpil. Eventueel controle bloedspiegel. Keerdosis en doseerinterval aanpassen.
valproïnezuur (6) Depakine Chrono® tablet mga 300; 500 mg	vorm en middel: enteralia info: alternatieve vorm:	Tablet met gereguleerde afgifte, fijnmalen geeft mogelijk toxiciteit en te korte werking. **Mag niet fijngemalen worden.** Valproïnezuur (Depakine®) druppels (300 mg/ml); stroop (40 mg/ml) of zetpil. Eventueel controle bloedspiegel. Keerdosis en doseerinterval aanpassen.
valsartan (1) Diovan® capsule 80 mg	vorm en middel: enteralia info:	Capsule met poeder. **Capsules kunnen geopend worden (methode E).**
valsartan (2) Diovan® tablet 40; 80; 160 mg	vorm en middel: enteralia info: verenigbaarheid:	Tablet omhuld met breukgleuf. Zwangerschapswaarschuwing: categorie D. **Mag fijngemalen worden (methode C).** Voedsel vermindert opname, dit leidt echter niet tot afname in therapeutisch effect. Kan met en zonder voedsel worden ingenomen.
vancomycine Vancocin® capsule 250 m	vorm en middel: enteralia info:	Capsule met poeder. Kan misselijkheid geven. **Capsules kunnen geopend worden (methode E).** Goed naspoelen met water, kan sonde verstoppen. Met voldoende water innemen. Slijm/huidcontact moet vermeden worden.
venlafaxine (1) Efexor XR® capsule mga 37,5; 75; 150 mg	vorm en middel: enteralia info: alternatieve vorm:	Capsule met gereguleerde afgifte; fijnmalen geeft mogelijk toxiciteit en te korte werking. **Capsules kunnen geopend worden (methode E).** Korrels niet fijnmalen. Goed naspoelen met water, korrels kunnen dunne sondes verstoppen. Gewone venlaflaxine tablet (Efexor®). Keerdosis en doseerinterval aanpassen.

venlafaxine (2) Efexor® tablet 37,5 mg	vorm en middel: enteralia info:	Tablet zonder breukgleuf. **Mag fijngemalen worden (methode C).**
verapamil (1) Isoptin® dragee 40; 80; 120 mg	vorm en middel: enteralia info: verenigbaarheid:	Tablet met harde coating. Bittere smaak. **Mag fijngemalen worden (methode C).** Smaak eventueel camoufleren met limonade(siroop) of vruchtensap (zoete vloeistof). Onverenigbaar met grapefruitsap. Tijdens of na de maaltijd innemen met ruime hoeveelheid water.
verapamil (2) tablet 40; 80; 120 mg	vorm en middel: enteralia info: verenigbaarheid:	Tablet omhuld. Bittere smaak. **Mag fijngemalen worden (methode C).** Smaak eventueel camoufleren met limonade(siroop) of vruchtensap (zoete vloeistof). Onverenigbaar met grapefruitsap. Tijdens of na de maaltijd innemen met ruime hoeveelheid water.
verapamil (3) Verapamil Retard® tablet mga 120; 180; 240 mg	vorm en middel: enteralia info: verenigbaarheid: alternatieve vorm:	Tablet met gereguleerde afgifte, fijnmalen geeft mogelijk toxiciteit en te korte werking. **Mag niet fijngemalen worden.** Onverenigbaar met grapefruitsap. Verapamil tablet of dragee. Keerdosis en doseerinterval aanpassen.
vigabatrine Sabril® tablet 500 mg	vorm en middel: enteralia info: alternatieve vorm:	Tablet met breukgleuf. **Mag fijngemalen worden (methode C).** Lost snel op in 5-10 ml water (in spuit) (methode A). Vigabatrine (Sabril®) poeder, sachets.
vitamine B complex Vitamine B complex® Vitamine B complex forte® tablet	vorm en middel: enteralia info:	Tablet omhuld. **Mag fijngemalen worden (methode C).**
vitamine complex 10 dragee	vorm en middel: enteralia info: alternatieve vorm:	Tablet met harde coating. **Mag fijngemalen worden (methode C).** Tijdens de maaltijd innemen. Gelijktijdig gebruik van paraffine of colestyramine vermindert de resorptie. Multivitamine druppels.

xantinolnicotinaat (1) Complamin® tablet 150 mg	vorm en middel: enteralia info:	Tablet zonder breukgleuf. **Mag fijngemalen worden (methode C).**

xantinolnicotinaat (2) Complamin® tablet mga 500 mg	vorm en middel: enteralia info: alternatieve vorm:	Tablet met gereguleerde afgifte, fijnmalen geeft mogelijk toxiciteit en te korte werking. **Mag niet fijngemalen worden.** Xantinolnicotinaat (Complamin®) tablet. Keerdosis en doseerinterval aanpassen.

zidovudine (1) Retrovir AZT® capsule 100 mg	vorm en middel: enteralia info: alternatieve vorm:	Capsule met poeder. **Capsules kunnen geopend worden (methode E).** Zidovudine (Retrovir AZT®) drank (10 mg/ml). Vloeistof kan kort voor toediening verdund worden met water.
zidovudine (2) Retrovir AZT® tablet 300 mg	vorm en middel: enteralia info: alternatieve vorm:	Tablet zonder breukgleuf. **Mag fijngemalen worden (methode C).** Zidovudine (Retrovir AZT®) drank (10 mg/ml). Vloeistof kan kort voor toediening verdund worden met water.
zolmitriptan (1) Zomig® tablet 2,5 mg	vorm en middel: enteralia info: alternatieve vorm:	Tablet omhuld zonder breukgleuf. Kan maagbezwaren geven. **Mag niet fijngemalen worden.** Niet geschikt voor fijnmalen bij slikklachten. zolmitriptan (Zomig®) smelttablet 2,5 mg
zolmitriptan (2) Zomig ZIP® tablet 2,5; 5 mg	vorm en middel: enteralia info: alternatieve vorm:	Smelttablet. Kan maagbezwaren geven. **Tablet in water (in spuit) uiteen laten vallen (methode A).** zolmitriptan (Zomig®) smelttablet 2,5 mg
zolpidem Stilnoct® tablet 10 mg	vorm en middel: enteralia info:	Tablet omhuld met breukgleuf. **Mag fijngemalen worden (methode C).**
zopiclon Imovane® tablet 7,5 mg	vorm en middel: enteralia info:	Tablet met breukgleuf. Vieze smaak. **Mag fijngemalen worden (methode C).** Smaak eventueel camoufleren met limonade(siroop) of vruchtensap (zoete vloeistof).
zuclopentixol Cisordinol® tablet 2; 10; 25; 40 mg	vorm en middel: enteralia info: alternatieve vorm:	Tablet zonder breukgleuf. **Mag fijngemalen worden (methode C).** Zuclopentixol (Cisordinol®) druppels (20 mg/ml).

4. Literatuurlijst

Bij het schrijven van de inleiding is ondermeer gebruik gemaakt van:
- WinAp/LNA procedures "sondevoeding en geneesmiddelen" en "Beoordeling aanvraag voor apotheekbereiding".
- Medicatiebegeleiding/Medisch-farmaceutische achtergronden van een verantwoord geneesmiddelengebruik (WinAp/KNMP, 1990) en
- Nutricia brochure sondevoeding en geneesmiddelen (maart 2000).

Bij het opstellen van de enteralialijst is mede gebruik gemaakt van reeds bestaande lijsten, te weten:
- Lijst Atrium Medisch Centrum, Heerlen
- Lijst Medisch Centrum, Leeuwarden
- Lijst thuiszorg Icare 2001, Zwolle
- Lijst Isala klinieken, Zwolle
- Lijst Ziekenhuis Gelderse Vallei, Ede
- Lijst Spittaal, Zutphen
- Lijst Alysis zorggroep, Arnhem
- http://www.vumc.nl/apotheek/professionals/sonde
- Nutricia brochure sondevoeding en geneesmiddelen
- Brochure Enterale Ernährung, Krankenhaus Fulda (Dld)
- Arzneimittelinformation, Pharmatrix (Dld)
- http://www.mayoclinic.org/gi-jax/enteral.html

Artikelen
- Engle KK et al: Techniques for administering oral medications to critical care patients receiving continuous enteral nutrition. Am J Health-Syst Pharm 1999 (56): 1441-44
- Bagchus WM et al: Important effect of food on the bioavailability of oral testosterone undecanoate. Pharmacotherapy 2003; 23 (3): 319-325
- Akkersdijk W.L. et al, Voedingssondes voor sondevoeding. Ned Tijdschr Geneeskd 1998 (11): 557-561
- Duyvendak M. et al: Het probleem van de farmacotherapeutische onderbouwing. Apotheekbereidingen van parenteralia. Pharm. Weekbl. 2003 (20):708-12

5 Synoniemenlijst

abacavir	Ziagen®, Trizivir®, Kivexa®
Abilify®	aripiprazol
acamprosaat	Campral®
acarbose	Glucobay®
aceclofenac	Biofenac®
acetazolamide	Diamox®
acetylcysteïne	Fluimucil®
acetylsalicylzuur	Aspro®, Alka Seltzer®, aspirine C, Aspirine®
acetylsalicylzuur/dipyridamol	Asasantin®
aciclovir	Zovirax®
acipimox	Nedios®
acitretine	Neotigason®
acrivastine	Semprex®
Activelle®	estradiol/norethisteron
Actonel®	risedroninezuur
Actos®	pioglitazon
Acupril®	quinapril
Adalat®	nifedipine
adefovir	Hepsera®
Advil®	ibuprofen
Aerius®	desloratadine
Aeropax®	dimeticon
Agenerase®	amprenavir
Agiolax®	plantago ovata/senna
Akineton®	biperideen
Aknemin®	minocycline
albendazol	Eskazole®
alendroninezuur	Fosamax®
alendroninezuur/Colecalciferol	Fosavance®
Aleve®	naproxen
alfacalcidol	Etalpha®
Alfukin C®	kinine/ascorbinezuur
alfuzosine	Xatral®
algeldraat	Algeldraat®
algeldraat/magnesiumhydroxide	Maalox®
algeldraat/magnesiumtrisilicaat	Gaviscon®
Algeldraat®	algeldraat
alimemazine	Nedeltran®
alizapride	Litican®
Alka Seltzer®	acetylsalicylzuur
Alkeran®	melfalan
allopurinol	Apurin®, Zyloric®
Almogran®	almotriptan
almotriptan	Almogran®
alprazolam	Xanax®
aluminiumhydroxide-magnesiumcarbonaat	regla Ph
amantadine	Symmetrel®
Amaryl®	glimepiride
ambroxol	Mucoangin®
ambucetamide/paracetamol/coffeine	Femerital®
amfotericine B	Fungizone®
Amilorid Comp.®	amiloride/hydrochloorthiazide
amiloride/hydrochloorthiazide	Moduretic®
amiloride/hydrochloorthiazide	Amilorid Comp.®
aminoglutethimide	Orimeten®
amiodaron	Cordarone®
amitriptyline	Tryptizol®, Sarotex®
amlodipine	Norvasc®
amoxicilline	Clamoxyl®

amoxicilline/claritromycine/pantoprazol			Aspirine®		acetylsalicylzuur
		Pantopac®	Aspro®		acetylsalicylzuur
amoxicilline/clavulaanzuur		Augmentin®	Atacand Plus®		candesartan/
amprenavir		Agenerase®			hydrochloorthiazide
amylase/lipase/protease		Panzytrat®,	Atacand®		candesartan
	Creon®, Pancrease®		Atarax®		hydroxyzine
Anafranil®		clomipramine	atazanavir		Reyataz®
anagrelide		Xagrid®	atenolol		Tenormin®
Anandron®		nilutamide	atenolol/chloortalidon		Tenoretic®
anastrozol		Arimidex®	atomoxetine		Strattera®
Anatensol®		flufenazine	atorvastatine		Lipitor®
Ancotil®		flucytosine	atovaquon/proguanil		Malarone®
Andriol®		testosteron	Augmentin®	amoxicilline/clavulaanzuur
Androcur®		cyproteron	auranofine		Ridaura®
Angeliq®		estradiol/drospirenon	Aurorix®		moclobemide
Antabus®		disulfiram	Avandamet®		rosiglitazon/metformine
Antigripine®		paracetamol/coffeine/	Avandia®		rosiglitazon
		ascorbinezuur	Avelox®		moxifloxacine
aprepitant		Emend®	Avodart®		dutasteride
Aprovel®		irbesartan	Axid®		nizatidine
Apurin®		allopurinol	azathioprine		Imuran®
Arava®		leflunomide	azitromycine		Zithromax®
Arcoxia®		etoricoxib	baclofen		Lioresal®
Arestal®		loperamide-Oxide	Balsoclase®		pentoxyverine
Arimidex®		anastrozol	barnidipine		Cyress®, Vasexten®,
aripiprazol		Abilify®			Libradin®
Aromasin®		EXemestaan	Baypress®		nitrendipine
Artane®		trihexyfenidyl	Bekunis Plantaardig LaXeermiddel®	senna
artemether/lumefantrine		Riamet®	benazepril		Cibacen®
Arthrotec®		diclofenac/misoprostol	benzbromaron		Desuric®
Asacol®		mesalazine	Berotec®		fenoterol
Asasantin®	acetylsalicylzuur/dipyridamol		betahistine		Betaserc®
Ascal®		carbasalaatcalcium	betamethason		Celestone®
Aspirine C®		acetylsalicylzuur	Betaserc®		betahistine

5. Synoniemenlijst

betaxolol	Kerlon®	Buscopan®	scopolaminebutyl
bexaroteen	Targretin®	Buspar®	buspiron
bezafibraat	Bezalip®	buspiron	Buspar®
Bezalip®	bezafibraat	busulfan	Myeleran®
Biaxin®	claritromycine	Butazolidin®	fenylbutazon
bicalutamide	Casodex®	cabergoline	Dostinex®
Biltricide®	praziquantel	Cacit®	calciumcarbonaat
Biofenac®	aceclofenac	Calci Chew®	calciumcarbonaat
biperideen	Akineton®	Calcichew D3®	calciumcarbonaat/
Bisolvon®	broomhexine		colecalciferol
bisoprolol	Emcor®	calcitriol	Rocaltrol®
bisoprolol/hydrochloorthiazide		Calcium Sandoz®	calciumcarbonaat/
	Emcoretic®		lactogluconaat
Bonefos®	clodroninezuur	calciumacetaat	Phos-Ex®
bosenTan	Tracleer®	calciumcarbonaat	Cacit®
Brexine®	piroxicam	calciumcarbonaat	Calci Chew®
Bricanyl®	terbutaline	calciumcarbonaat/colecalciferol	
bromazepam	Lexotanil®		Calcichew D3®
bromocriptine	Parlodel®	calciumcarbonaat/lactoglucOnaat	
broomhexine	Bisolvon®		Calcium Sandoz®
broomperidol	Impromen®	calciumcarbonaat/	
brotizolam	Lendormin®	magnesiumsubcarbonaat	Rennie®
Broxil®	feneticilline	Camcolit®	lithiumcarbonaat
Brufen®	ibuprofen	Campral®	acamprosaat
Budenofalk®	budesonide	candesartan	Atacand®
budesonide	Entocort®	candesartan/hydrochloorthiazide	Atacand
budesonide	Budenofalk®		Plus®
buflomedil	Loftyl®	Canef®	fluvastatine
buiktyfusvaccin	Vivotif Berna®	capecitabine	Xeloda®
bumetanide	Burinex®	Capoten®	captopril
buprenorfine	Temgesic®	Capsion®	Natriumjodide I 131
bupropion	Zyban®, Corzen®, Quomem®	Captimer®	tiopronine
	Zyntabac®	captopril	Capoten®
BuRinex®	bumetanide	carbamazepine	Tegretol®

carbasalaatcalcium	Ascal®	ciclosporine	Neoral®
Cardene®	Nicardipine	cilazapril	Vascase®, Dynorm®
Cardura®	Doxazosine	Cilest®	ethinylestradiol/norgestimaat
Carnitene®	Levocarnitine	cimetidine	Tagamet®
carvedilol	Eucardic®	cinacalcet	Mimpara®, Sensipar®
Casodex®	Bicalutamide	cinnarizine/chloorcyclizine	Primatour®
Cataflam®	Diclofenac	Cipramil®	citalopram
Catapresan®	Clonidine	ciprofibraat	Hyperlipen®, Modalim®
Cecenu®	Lomustine	ciprofloxacIne	Ciproxin®
Ceclor®	Cefaclor	Ciproxin®	ciprofloxacine
Cedax®	Ceftibuten	cisapride	Prepulsid®
Cedocard®	Isosorbidedinitraat	Cisordinol®	zuclopentixol
cefaclor	Ceclor®	citalopram	Cipramil®
cefalexine	Keforal®	Citrosan®	paracetamol/ascorbinezuur
cefpodoxim	Orelox®		paracetamol/natriumcitraat/
cefradine	Maxisporine®		ascorbinezuur
ceftibuten	Cedax®	Clamoxyl®	amoxicilline
cefuroxim	Zinnat®	Claritine®	loratadine
Celebrex®	Celecoxib	claritromycine	Klacid®, Biaxin®
celecoxib	Celebrex®	clemastine	Tavegil®
Celestone®	Betamethason	Climodien®	estradiol/dienogest
celiprolol	Dilanorm®	clindamycine	Dalacin C®
Cellcept®	Mycofenolzuur	clobazam	Frisium®
Celontin®	Mesuximide	clodroninezuur	Bonefos®, Ostac®,
Cerazette®	Desogestrel		Bonefos®
cetirizine	Zyrtec®	clofazimiNe	Lampren®
chenodeoxycholzuur	CHenofalk®	Clomid®	clomifeen
Chenofalk®	Chenodeoxycholzuur	clomifeen	Clomid®
chloorambucil	Leukeran®	clomifeen	Serophene®
chloordiazepoxide	Librium®	clomipramine	Anafranil®
chloorprotixeen	Truxal®	clonazepam	Rivotril®
chloortalidon	Hygroton®	clonidine	Catapresan®, Dixarit®
chloroquine	Nivaquine®	clopidogrel	Plavix®
Cibacen®	Benazepril	clorazepinezuur	Tranxene®

5. Synoniemenlijst

Coaprovel®	irbesartan/hydrochloorthiazide		Dalmadorm®		flurazepam
Co-Diovan®	valsartan/hydrochloorthiazide		Danatrol®		danazol
combivir	lamivudine/zidovudine		danazol		Danatrol®
Complamin®	xantinolnicotinaat		Dantrium®		dantroleen
Comtan®	entacapon		dantroleen		Dantrium®
Concerta®	methylfenidaat		Daraprim®		pyrimethamine
Copegus®	ribavirine		darifenacine		Emselex®
Cordarone®	amiodaron		Daro Hoofdpijnpoeder®		propyfenazon/
Co-Renitec®	enalapRil/hydrochloorthiazide				paracetamol/coffeïne
Corzen®	bupropion		Darolan®		dextromethorfan
cotrimoxazol	Sulfotrim®		deferipron		Ferriprox®
Coversyl®	perindopril		demeclocycline		Ledermycin®
Cozaar®	losartan		Depakine®		valproïnezuur
Creon®	amylase/lipase/protease		Depronal®		Dextropropoxyfeen
Crestor®	rosuvastatine		desloratadine		Aerius®
Crixivan®	indinavir		desmopressine		Minrin®
curcuma/rhamnus purshiana		temoe	desogestrel		Cerazette®
		lawak	Desuric®		benzbromaron
Curicap®	natriumjodide I 131		Detrusitol®		tolterodine
Cyclocur®	estradiol/norgestrel		dexamethason		Oradexon®
cyclofosfamide	Endoxan®		dexchloorfeniramine		Polaramine®
Cyklokapron®	tranexaminezuur		dexetimide		Tremblex®
Cymbalta®	duloxetine		dexibuprofen		Seractil®
cyproheptadine	Periactin®		dexketoprofen		Stadium®
cyproteron	Androcur®		dextromethorfan		Darolan®
cyproteron/ethinylestradiol	Diane-35®,		dextromoramide		Palfium®
	Minerva®		dextropropoxyfeen		Depronal®
Cyress®	barnidipine		Diamicron®		gliclazide
Cystagon®	mercaptamine		Diamox®		acetazolamide
Cysteamine®	mercaptamine		Diane-35®		cyprOteron/ethinylestradiol
Cytomel®	liothyronine		diazoxide		Proglicem®
Cytotec®	misoprostol		diclofenac		Cataflam®
Dagynil®	oestrogenen geconjugeerd		diclofenac		Voltaren®
Dalacin C®	clindamycine		diclofenac/misoprostol		Arthrotec®

didanosine	Videx®	Dorsiflex®	mefenoxalon
Didrokit®	etidroninezuur/	Dostinex®	cabergoline
	calciumcarbonaat	dosulepine	Prothiaden®
Didronel®	etidroninezuur/	doxazosine	Cardura®
	calciumcarbonaat	doxepine	Sinequan®
Diflucan®	fluconazol	dronabinol	Marinol®
diflunisal	Dolocid®	duloxetine	Cymbalta®
digoxine	Lanoxin®	Duphalac®	lactulose
Dihydergot®	dihydrotachysterol	Duphaston®	dydrogesteron
Dihydral®	dihydrotachysterol	Duspatal®	mebeverine
dihydrotachysterol	Dihydergot®,	dutasteride	Avodart®
	Dihydral®	Dutonin®	nefazodon
Dilanorm®	celiprolol	dydrogesteron	Duphaston®
Diloc®	diltiazem	Dynorm®	cilazapril
diltiazem	Tildiem®, Tiadil®, Surazem®,	Dyta Urese®	Triamtereen/epitizide
	Diloc®	Dytenzide®	triamtereen/
dimeticon	Aeropax®		hydrochloorthiazide
dinoproston	Prostin E2®	ebastine	Kestine®
Diovan®	valsartan	Ebrantil®	urapidil
Dipentum®	olsalazine	efavirenz	StocRin®
Diphantoine Z®	fenytoine	Efexor®	venlafaxine
Dipiperon®	pipamperon	Eldepryl®	Selegiline
dipyridamol	Persantin®	eletriptan	Relpax®
disopyramide	Ritmoforine®	Emcor®	bisoprolol
distigmine	Ubretid®	Emcoretic®	bisoprolol/hydrochloorthiazide
disulfiram	Refusal®, Antabus®	Emend®	aprepitant
Diurace®	fosinopril/hydrochloorthiazide	Emesafene®	meclozine/pyridoxine
Dixarit®	clonidine	Emselex®	darifenacine
Dogmatil®	sulpiride	emtricitabine	Emtriva®
Dolocid®	diflunisal	Emtriva®	emtricitabine
Dometin®	indometacine	enalapril	Renitec®
Dopergin®	lisuride	enalapril/hydrochloorthiazide	Co-Renitec®
Dormicum®	midazolaM	Endoxan®	cyclofosfamide
Dormonoct®	loprazolam	entacapon	Comtan®

5. Synoniemenlijst

Entocort®	budesonide	ethinylestradiol/levonorgestrel	
Entosorbine-N®	tannalbumine		Microgynon®, Stederil®,
Epivir®	lamivudine		Neogynon®
Eprosartan	Teveten®	ethinylestradiol/lynestrenol	Ministat®
eprosartan/HYdrochloorthiazide		ethinylestradiol/norethisteron	Modicon®
	Teveten Plus®	ethinylestradiol/norethisteron	Neocon®,
erlotinib	Tarceva®		Trinovum®
Erythrocine®	erytromycine	ethinylestradiol/norgestimaat	Cilest®
erytromycine	Erythrocine®	ethosuximide	Ethymal®, Zarontin®
escitalopram	Lexapro®	Ethymal®	ethosuximide
Eskazole®	albendazol	etidroninezuur/calciumcarbonaat	
esomeprazol	Nexium®		Didrokit®, Didronel®/Cacit®
Estracyt®	estramustine	etoposide	Vepesid®
estradiol	Estrofem®, Progynova®,	etoricoxib	Arcoxia®
	Zumenon®	Eucardic®	carvedilol
estradiol/dienogest	Climodien®	Euthyrox®	levothyroxine
estradiol/drospirenon	Angeliq®	Evista®	raloxifeen
estradiol/dydrogesteron	Femoston®	Exelon®	rivastigmine
estradiol/norethisteron	Trisequens®	exemestaan	Aromasin®
estradiol/norethisteron	Activelle®	Exluton®	lynestrenol
estradiol/norethisteron	Kliogest®	ezetimib/simvastatine	Inegy®
estradiol/noRgestrel	Cyclocur®	famciclovir	Famvir®
estramustine	Estracyt®	famotidine	Pepcidin®
estriol	Synapauze E3®	Famvir®	famciclovir
Estrofem®	estradiol	Farlutal®	medroxyprogesteron
Etalpha®	alfacalcidol	felbamaat	Taxola®
ethambutol	Myambutol®	Feldene®	piroxicam
ethinylestradiol/desogestrel	Marvelon®,	felodipine	Plendil®
	Mercilon®	Femara®	letrozol
ethinylestradiol/drospirenon	Yasmin®,	Femerital®	ambucetamide/paracetamol/
	Yasminelle®, Angeliq®		coffeine
ethinylestradiol/gestodeen	Femodeen®,	Femodeen®	ethinylestradiol/gestodeen
	Harmonet®,	Femoston®	estradiol/dydrogesteron
	Meliane®, Minulet®	fenelzine	Nardil®

feneticilline	Broxil®	flurbiprofen	Froben®
fenoterol	Berotec®	fluvastatine	Canef®
fenprocoumon	Marcoumar®	fluvoxamine	Fluvoxamine®
fenylbutazon	Butazolidin®	fluvoxamine	Fevarin®
fenytoine	Diphantoine Z®	Fluvoxamine®	fluvoxamine
Fero-Gradumet®	ferrosulfaat	folinezuur	Leucovorine®
Ferriprox®	deferipron	folinezuur	Rescuvolin®
ferrogluconaat	Losferron®	fortovase	saquinavir
ferrosulfaat	Fero-Gradumet®	Fortral®	pentazocine
Fevarin®	fluvoxamine	Fosamax®	alendroninezuur
fexofenadine	Telfast®	Fosavance®	alendroninezuur/colecalciferol
Fiberform®	zemelen preparaat	fosfomycine	Monuril®
finasteride	Proscar®	fosinopril	Newace®
finasteride	Propecia®	fosinopril/hydrochloorthiazide	Diurace®
Finimal C®	paracetamol/coffeine/ ascorbinezuur	Frisium® Froben®	clobazam flurbiprofen
Finimal Kinder®	paracetamol	Fromirex®	frovatriptan
flavoxaat	Urispas®	frovatriptan	Fromirex®
flecainide	Tambocor®	Fucidin®	fusidinezuur
Florinef®	fludrocortison	Fungizone®	amfotericine B
Floxapen®	flucloxacilline	Furabid®	nitrofurantoine
Fluanxol®	flupentixol	Furadantine Mc®	nitrofurantoine
flucloxacilline	Floxapen®	furosemide	Lasix®
fluconazol	Diflucan®	fusidinezuur	Fucidin®
flucytosine	Ancotil®	fytomenadion	Konakion®
Fludex®	indapamide	gabapentine	Neurontin®
fludrocortison	Florinef®	galantamine	Reminyl®
flufenazine	Anatensol®	Gaviscon®	algeldraat/magnesiumtrisilicaat
Fluimucil®	acetylcysteine	gemfibrozil	Lopid®
flunarizine	Sibelium®	Geroxalen®	methoxsaleen
flunitrazepam	Rohypnol®	gestrinon	Nemestran®
fluoxetine	Prozac®	ginkgo Biloba	Tavonin®
flupentixol	Fluanxol®	gliclazide	Diamicron®; Diamicron®
flurazepam	Dalmadorm®	glimepiride	Amaryl®

5. Synoniemenlijst

Glucobay®	acarbose	indapamide	Fludex®
Glucophage®	metformine	Inderal®	propranolol
Gopten®	trandolapril	indinavir	Crixivan®
granisetron	Kytril®	Indocid®	indometacine
Gutron®	midodrine	indometacine	Indocid®, Dometin®
Harmonet®	ethinylestradiol/gestodeen	Inegy®	ezetimib/simvastatine
Hepsera®	adefovir	inhalatieallergeen	oralgen pollen,
Herbesan®	rhamnus frangula/senna		oralgen mijten
Hivid®	zalcitabine	Inhibin®	hydrokinine
Hot Coldrex®	paracetamol/ascorbinezuur	Inopamil®	ibopamine
Hydrea®	hydroxycarbamide	Invirase®	saquinavir, saquinavir
hydrokinine	Inhibin®	irbesartan	Aprovel®
hydrotalciet	Ultacit®	irbesartan/hydrochLoorthiazide	Coaprovel®
hydroxycarbamide	Hydrea®	Isoptin®	verapamil
hydroxychloroquine	Plaquenil®	Isordil®	isosorbidedinitraat
hydroxyethylrutosiden	Venoruton®	isosorbidedinitraat	Isordil®, Cedocard®
hydroxyzine	Atarax®	isosorbidemononitraat	Monocedocard®,
Hygroton®	chloortalidon		Promocard®
hypericum preparaat	Perika®	isradipine	Lomir®
Hyperlipen®	ciprofibraat	itraconazol	Trisporal®
Hytrin®	terazosine	Kaletra®	lopinavir/ritonavir
Hyzaar®	losartan/hydrochloorthiazide	kaliumchloride	Slow-K®
ibopamine	Inopamil®	Kapanol®	morfine
ibuprofen	Brufen®	Keforal®	cefalexine
ibuprofen	Advil®	Keppra®	levetiracetam
ibuprofen	Zafen®	Kerlon®	betaxolol
ibuprofen	Nerufen®	Kestine®	ebastine
Ibuprofen®	ibuprofen	ketanserine	Ketensin®
Ikorel®	nicorandil	Ketensin®	ketanserine
Imigran®	sumatriptan	ketoconazol	Nizoral®
Imovane®	zopiclon	ketoprofen	Oscorel ®, Oruvail®, Orudis®
Importal®	lactitol	ketotifen	Zaditen®
Impromen®	broomperidol	kinidine	Kinidine Durettes®
Imuran®	azathioprine	Kinidine Durettes®	kinidine

kinine	kinine, kinine	levocarnitine	Carnitene®
kinine/ascorbinezuur	Alfukin C®	levodopa/benserazide	Madopar®
Kivexa®	abacavir	levodopa/carbidopa	Sinemet®
Klacid®	claritromycine	levodopa/carbidopa/entacapon	Stalevo®
Kliogest®	estradiol/norethisteron	levofloxacine	Tavanic®
Konakion®	fytomenadion	levonorgestrel	Norlevo®, Postinor®, Vikela®
kool, geactiveerd	Norit®	levothyroxine	Thyrax®, Euthyrox®
Kytril®	granisetron	Lexapro®	escitalopram
labetalol	Trandate®	Lexotanil®	bromazepam
lacidipine	Motens®	Libradin®	barnidipine
lactitol	Importal®	Librium®	chloordiazepoxide
lactulose	Legendal®, Duphalac®	linezolid	Zyvoxid®
Lamictal Dispers®	lamotrigine	Lioresal®	baclofen
Lamisil®	terbinafine	liothyronine	Cytomel®
Lamitor®	lamotrigine	Lipitor®	atorvastatine
lamivudine	Zeffix®, Epivir®	lisinopril	Novatec®, Zestril®
lamivudine/zidovudine	Combivir®	lisinopril/hydrochloorthiazide	Zestoretic®
lamotrigine	Lamitor®, Symla®	lisuride	Dopergin®
Lampren®	clofazimine	Litarex®	lithiumcitraat
Lanoxin®	digoxine	lithiumcarbonaat	Camcolit®, Priadel®
lansoprazol	Prezal®	lithiumcitraat	Litarex®
Lanvis®	tioguanine	Litican®	alizapride
Lariam®	mefloquine	Livial®	tibolon
Lasix®	furosemide	Loftyl®	buflomedil
Ledermycin®	demeclocycline	Lomir®	isradipine
leflunomide	Arava®	lomustine	Cecenu®
Legendal®	lactulose	Lonotten®	minoxidil
Lendormin®	brotizolam	loperamide-oxide	Arestal®
lercanidipine	Lerdip®	Lopid®	gemfibrozil
Lerdip®	lercanidipine	lopinavir/ritonavir	Kaletra®
letrozol	Femara®	loprazolam	Dormonoct®
Leucovorine®	folinezuur	loratadine	Claritine®
Leukeran®	chloorambucil	losartan	Cozaar®
levetiracetam	Keppra®	losartan/hydrochloorthiazide	Hyzaar®

5. Synoniemenlijst

Losec®	omeprazol	mercaptamine	Cystagon®
Losferron®	ferrogluconaat	mercapto-Ethaansulfonzuur	Uromitexan®
lynestrenol	Exluton®	mercaptopurine	Puri-Nethol®
lynestrenol	Orgametril®	Mercilon®	ethinylestradiol/desogestrel
Lyrica®	pregabaline	Mesalazine	Asacol®, Salofalk®, Pentasa®
Maalox®	algeldraat/magnesiumhydroxide	mesterolon	Proviron®
		Mestinon®	pyridostigmine
Madopar®	levodopa/benserazide, levodopa/benserazide	mesuximide	Celontin®
		Metamucil®	plantago ovata
magnesiumhydroxide	Magnesiumoxide®	metformine	Glucophage®
Magnesiumoxide®	magnesiumhydroxide	methadon	Symoron®
Malarone®	atovaquon/proguanil	methenamine	Reflux®
Marcoumar®	fenprocoumon	methoxsaleen	Geroxalen®
Marinol®	dronabinol	methylfenidaat	Ritalin®, Concerta®
Marvelon®	ethinylestradiol/desogestrel	metoclopramide	Primperan®
Maxalt®	rizatriptan	Metopiron®	metyrapon
Maxisporine®	cefradine	metoprolol	Selokeen®
mebendazol	Vermox®	metoprolol/hydrochloorthiazide	Selekomb®
mebeverine	Duspatal®	metyrapon	Metopiron®
mebhydroline	mebhydroline	mianserine	Tolvon®
Mebutan®	nabumeton	Micardis®	telmisartan
meclozine	Suprimal®	Microgynon®	ethinylestradiol/levonorgestrel
meclozine/pyridoxinE	Emesafene®		
medroxyprogesteron	Provera®, Farlutal®,	midazolam	Dormicum®
mefenoxalon	Dorsiflex®	midOdrine	Gutron®
mefloquine	Lariam®	mifepriston	Myfegyne®
Megace®	megestrol	Mimpara®	cinacalcet
megestrol	Megace®	Minerva®	cyproteron/ethinylestradiol
melfalan	Alkeran®	Ministat®	ethinylestradiol/lynestrenol
Meliane®	ethinylestradiol/gestodeen	Minocin®	minocycline
Melleril Retard®	thioridazine	minocycline	Aknemin®, Minocycline®, Minocin®
meloxicam	Movicox®		
mercaptamine	Cysteamine®	minoxidil	Lonotten®

Minrin®	desmopressine	Naramig®	naratriptan
Minulet®	ethinylestradiol/gestodeen	naratriptan	Naramig®
mirtazapine	Remeron®	Nardil®	fenelzine
misoprostol	Cytotec®	natriumfluoride	Zymafluor®
mizolastine	Mizollen®	natriumjodide I 123	sodiumjodide I 123
Mizollen®	mizolastine	natriumjodide I 131	Capsion®
moclobemide	Aurorix®	natriumjodide I 131	Curicap®
modafinil	Modiodal®	natriumjodide I 131	sodiumjodide I 131
Modalim®	ciprofibraat	Natulan®	procarbazine
Modicon®	ethinylestradiol/norethisteron	Nebilet®	nebivolol
Modiodal®	modafinil	nebivolol	Nebilet®
Moduretic®	amiloride/hydrochloorthiazide	Nedeltran®	alimemazine
Monocedocard®	isosorbidemononitraat	Nedios®	acipimox
montelukast	Singulair®	nefazodon	Dutonin®
Monuril®	fosfomycine	Nemestran®	gestrinon
morfine	Kapanol®, Sevredol®, Ms Contin®	Neocon®	ethinylestradiol/norethisteron
		Neogynon®	ethinylestradiol/levonorgestrel
Motens®	lacidipine	Neoral®	ciclosporine
Movicox®	meloxicam	Neotigason®	acitretine
moxifloxacine	Avelox®	Nerufen®	ibuprofen
moxonidine	Normatens®	Neuleptil®	periciazine
Ms Contin®	morfine	Neurontin®	gabapentine
Mucoangin®	ambroxol	nevirapine	Viramune®
Myambutol®	ethambutol	Newace®	fosinopril
Mycobutin®	rifabutine	Nexium®	esomeprazol
mycofenolzuur	Myfortic®, Cellcept®	nicardipine	Cardene®
Myeleran®	busulfan	niclosamide	Yomesan®
Myfegyne®	mifepriston	nicorandil	Ikorel®
Myfortic®	mycofenolzuur	Nicorette®	nicotine
Mysoline®	primidon	nicotine	Nicotinell®, Nicorette®
Nalorex®	naltrexon	Nicotinell®	nicotine
naltrexon	Nalorex®	Nifedipine	Adalat®
naproxen	Aleve Classic®	nilutamide	Anandron®

5. Synoniemenlijst

nimodipine	Nimotop®	Oradexon®	dexamethason
Nimotop®	nimodipine	oralgen mijten	inhalatieallergeen
nitrendipine	Baypress®	oralgen pollen	inhalatieallergeen
nitrofurantoine	Furabid®	Orap®	pimozide
nitrofurantoine	Furadantine®	Orelox®	cefpodoxim
Nivaquine®	chloroquine	Orfiril®	valproinezuur
nizatidine	Axid®	Orgametril®	lynestrenol
Nizoral®	ketoconazol	Orimeten®	aminoglutethimide
Nootropil®	piracetam	orlistat	Xenical®
norethisteron	Primolut N®	orthosifon	reinosan
norfloxacine	Noroxin®	Orudis®	ketoprofen
Norit®	kool	Oruvail®	ketoprofen
Norlevo®	levonorgestrel	Oscorel ®	ketoprofEn
Normacol®	sterculiagom	oseltamivir	Tamiflu®
Normatens®	moxonidine	Ospolot®	sultiam
Noroxin®	norfloxacine	Ostac®	clodroninezuur
Norprolac®	quinagolide	oxatomide	Tinset®
Nortrilen®	nortriptyline	oxcarbazepine	Trileptal®
nortriptyline	Nortrilen®	oxprenolol	Trasicor®
Norvasc®	amlodipine	oxycodon	Oxynorm®
Norvir®	ritonavir	oxycodon	Oxycontin®
Noscapect®	noscapine	Oxycontin®	oxycodon
noscapine	Noscapect®	Oxynorm®	oxycodon
Novaban®	tropisetron	Palfium®	dextromoramide
Novatec®	lisinopril	Paludrine®	proguanil
Novonorm®	repaglinide	Panadol Plus®	paracetamol/coffeine
oestrogenen geconjugeerd	Dagynil®	Panadol®	paracetamol
medroxyprogesteron	Provera®	Pancrease®	amylase/lipase/protease,
olanzapine	Zyprexa®		amylase/lipase/protease
olsalazine	Dipentum®	Pantopac®	amoxicilline/claritromycine/
omeprazol	Losec®		pantoprazol
Omnic®	tamsulosine	pantoprazol	Pantozol®
ondansetron	Zofran®	Pantozol®	pantoprAzol
Optruma®	raloxifeen	Panzytrat®	amylase/lipase/protease

	amylase/lipase/protease	Perika®	hypericum
papaverine	papaverine	perindopril	Coversyl®
paracetamol	kinderparacetamol,	Permax®	pergolide
	Kauwtablet®, Sinaspril Paracetamol®,	Persantin®	dipyridamol
	Finimal Kinder®, Panadol®,	Phos-Ex®	calciumacetaat
	Daro Paracetamol Vloeibaar	pilocarpine	Salagen®
	Voor Kinderen®	pimozide	Orap®
paracetamol	Sinaspril®, paracetamol	pindolol	Viskeen®
paracetamol/ascorbinezuur	Citrosan®, Hot Coldrex®	pindolol/clopamide	Viskaldix®
		pioglitazon	Actos®
paracetamol/coffeine	Panadol Plus®, Witte Kruis Poeder®	pipamperon	Dipiperon®
		pipemidinezuur	Pipram®
paracetamol/coffeine/ascorbinezuur	Finimal C®, Antigripine®	Pipram®	pipemidinezuur
		piracetam	Nootropil®
paracetamol/natriumcitraat/ascorbinezuur	Citrosan®	piroxicam	Feldene®, Brexine®
		Piroxicam®	piroxicam
paracetamol/natriumcitraat/ascorbinezuur	Hot Coldrex®	pizotifeen	Sandomigran®
		plantago ovata	Volcolon®, Metamucil®
Paradon®	propyfenazon/paracetamol/coffeine	plantago ovata/senNa	Agiolax®
		plantival	Plantival®
Pariet®	rabeprazol	Plantival®	plantival
Parlodel®	bromocriptine	Plaquenil®	hydroxychloroquine
Parnate®	tranylcypromine	Plavix®	clopidogrel
paroxetine	Seroxat®	Plendil®	felodipine
penfluridol	Semap®	Polaramine®	dexchloorfeniramine
Pentasa®	mesalazine	polystyreensulfonzuur	Sorbisterit® (Ca); Resonium A® (Na)
pentazocine	Fortral®		
pentoxifylline	Trental®	Postinor®	levonorgestrel
pentoxyverine	Balsoclase®	pramipexol	Sifrol®
Pepcidin®	famotidine	Prandin®	repaglinide
perfenazine	Trilafon®	pravastatine	Selektine®
pergolide	Permax®	prazepam	Reapam®
PeriacTin®	cyproheptadine	praziquantel	Biltricide®
periciazine	Neuleptil®	prazosine	prazosine

5. Synoniemenlijst

prednison	Prednison®	Puri-Nethol®	mercaptopurine
Prednison®	prednison	pyridostigmine	Mestinon®
pregabaline	Lyrica®	pyrimethamine	Daraprim®
Prepulsid®	cisapride	quetiapine	Seroquel®
Prezal®	lansoprazol	quinagolide	Norprolac®
PriaDel®	lithiumcarbonaat	quinapril	Acupril®
Primatour®	cinnarizine/chloorcyclizine	Quomem®	bupropion
primidon	Mysoline®	rabeprazol	Pariet®
Primolut N®	norethisteron	raloxifeen	Evista®, Optruma®
Primperan®	metoclopramide	ramipril	Tritace®
procarbazine	Natulan®	ramipril/hydrochloorthiazide	Tritazide®
Progestan®	progesteron	ranitidine	Zantac®
progesteron	Progestan®	Reapam®	prazepam
Proglicem®	diazoxide	Rebetol®	ribavirine
Prograft®	tacrolimus	Reductil®	sibutramine
proguanil	Paludrine®	Reflux®	methenamine
Progynova®	estradiol	Refusal®	disulfiram
Promocard®	isosorbidemononitraat	Regla pH®	aluminiumhydroxide-magnesiumcarbonaat
propafenon	Rytmonorm®		
Propecia®	finasteride	Reinosan	orthosifon
propranolol	Inderal®	Relpax®	eletriptan
propyfenazon/paracetamol/coffeine	Daro Hoofdpijnpoeder®, Sanalgin®, Saridon®, Paradon®	Remeron®	mirtazapine
		Reminyl®	galantamine
		Renagel®	sevelameer
Propymal®	valproinezuur	Renitec®	enalapril
Proscar®	finasteride	Rennie®	calciumcarbonaat/magnesiumsubcarbonaat
Prostin E2®	dinoproston		
Prothiaden®	dosulepine	repaglinide	Prandin®; Novonorm®
Provera®	medroxyprogesteron oestrogenen geconjugeerd/medroxyprogesteron	Requip®	ropinirol
		Rescuvolin®	folinezuur
		Resonium A® (Na)	polystyreensulfonzuur
Proviron®	mesterolon	Retrovir AZT®	zidovudine
Prozac®	fluoxetine	Revatio®	sildenafil

Reyataz®	atazanavir	Sanalgin®	propyfenazon/paracetamol/coffeine
rhamnus frangula/senna	Herbesan®	Sandomigran®	pizotifeen
Riamet®	artemether/lumefantrine	saquinavir	Invirase®, Fortovase
ribavirine	Rebetol®, Copegus®	Saridon®	propyfenazon/paracetamol/coffeine
riboflavine	riboflavine		
Ridaura®	auranofine	Sarotex®	amitriptyline
rifabutine	Mycobutin®	scopolaminebutyl	Buscopan®
Rifadin®	rifampicine	se Hcat	selenium Se 75 tauroselcholinezuur
rifampicine	Rifadin®		
rifampicine/isoniazide	Rifinah®	selegiline	Eldepryl®
Rifinah®	rifampicine/isoniazide	Selektine®	pravastatine
Rilutek®	riluzol	selenium Se 75 Tauroselcholinezuur	se Hcat
riluzol	RilutekK®		
risedroninezuur	Actonel®	Selokeen®	metoprolol
Risperdal®	risperidon	Selokomb®	metoprolol/hydrochloorthiazide
risperidon	Risperdal®		
Ritalin®	methylfenidaat	Semap®	penfluridol
Ritmoforine®	disopyramide	Semprex®	acrivastine
ritonavir	Norvir®	senna	Bekunis senna, Bekunis plantaardig, Laxeermiddel®, Sennocol®
rivastigmine	Exelon®		
Rivotril®	clonazepam		
rizatriptan	Maxalt®		
Rocaltrol®	calcitriol	Sennocol®	senna
Rohypnol®	flunitrazepam	Sensipar®	cinacalcet
ropinirol	Requip®	Seractil®	dexibuprofen
rosiglitazon	Avandia®	Serophene®	clomifeen
rosiglitazon/metformine	Avandamet®	Seroquel®	quetiapine
rosuvastatine	Crestor®	Seroxat®	paroxetine
Rytmonorm®	propafenon	sertraline	Zoloft®
Sabril®	vigabatrine	sevelameer	Renagel®
Salagen®	pilocarpine	Sevredol®	morfine
Salazopyrine®	sulfasalazine	Sibelium®	flunarizine
salbutamol	Ventolin®	sibutramine	Reductil®
Salofalk®	mesalazine	Sifrol®	pramipexol

5. Synoniemenlijst

sildenafil	Viagra®	sultiam	Ospolot®
	Revatio®	sumatriptan	Imigran®
simvastatine	Zocor®	Suprimal®	meclozine
Sinaspril Paracetamol®	paracetamol	Surazem®	diltiazem
Sinaspril®	paracetamol	Surgam®	tiaprofeenzuur
Sinemet®	levodopa/carbidopa	Symla®	lamotrigine
Sinequan®	doxepine	Symmetrel®	amantadine
Singulair®	montelukast	Symoron®	methadon
Sirdalud®	tizanidine	Synapauze E3®	estriol
Skelid®	tiludroninezuur	Tacrolimus	Prograft®
Slow-K®	kaliumchloride	Tagamet®	cimetidine
sodiumjodide I 123	natriumjodide I 123	Tambocor®	flecainide
sodiumjodide I 131	natriumjodide I 131	Tamiflu®	oseltamiviR
solifenacine	Vesicare®	tamsulosine	Omnic®
Sorbisterit® (Ca)	polystyreensulfonzuur	tannalbumine	Entosorbine-N®
Sotacor®	sotalol	Tarceva®	erlotinib
sotalol	Sotacor®	Targretin®	bexaroteen
Stadium®	dexketoprofen	Tarka®	verapamil/trandolapril
Stalevo®	levodopa/carbidopa/ entacapon	Tavanic®	levofloxacine
		Tavegil®	clemastine
stavudine	Zerit®	Tavonin®	ginkgo biloba
Stederil®	ethinylestradiol/levonorgestrel	Taxola®	felbamaat
sterculiagom	Normacol®	Tegretol®	carbamazepine
Stilnoct®	zolpidem	Telfast®	fexofenadine
Stocrin®	efavirenz	telmisartan	Micardis®
Strattera®	atomoxetine	telmisartan/hydrochloorthiazide	
Strumazol®	thiamazol		Micardis plus®
sucralfaat	Ulcogant®	Temgesic®	buprenorfine
sulfasalazine	Salazopyrine®	Temodal®	temozolomide
sulfasalazine	Sulfasalazine®	temoe lawak	curcuma/rhamnus purshinana
Sulfasalazine®	sulfasalazine		
Sulfotrim®	cotrimoxazol	temozolomide	Temodal®
sulindac	sulindac, sulindac	Tenoretic®	atenolol/chloOrtalidon
sulpiride	Dogmatil®	Tenormin®	atenolol

tenoxicam	Tilcotil®	Tramagetic®	tramadol
terazosine	Hytrin®	Tramal®	tramadol
terbinafine	Lamisil®	Trandate®	labetalol
terbutaline	Bricanyl®	trandolapril	Gopten®
testosteron	Andriol®	tranexaminezuur	Cyklokapron®
tetrabenazine	Xenazine®	Tranxene®	clorazepinezuur
Teveten Plus®	eprosartan/	tranylcypromine	ParnatE®
	hydrochloorthiazide	Trasicor®	oxprenolol
Teveten®	eprosartan	trazodon	Trazolam®
theofylline	Theolair®	Trazolam®	trazodon
Theolair®	theofylline	Tremblex®	dexetimide
thiamazol	Strumazol®	Trental®	pentoxifylline
thioridazine	Melleril®, thioridazine	tretinoine	Vesanoid®
Thyrax®	levothyroxine	triamtereen/epitizide	Dyta Urese®
Tiadil®	diltiazem	triamtereen/hydrochloorthiazide	
Tiapridal®	tiapride		Dytenzide®
tiapride	Tiapridal®	trihexyfenidyl	Artane®
tiaprofeenzuur	Surgam®	Trilafon®	perfenazine
tibolon	Livial®	Trileptal®	oxcarbazepine
Tilcotil®	tenoxicam	Trinovum®	ethinylestradiol/norethisteron
Tildiem®	diltiazem	Trisequens®	estradiol/norethisteron
tiludroninezuur	Skelid®	Trisporal®	itraconazol
Tinset®	oxatomide	Tritace®	ramipril
tioguanine	Lanvis®	Tritazide®	ramipril/hydrochloorthiazide
Tiopronine	Captimer®	Trizivir®	abacavir
tizanidine	Sirdalud®	tropisetron	Novaban®
tocoferol DL-Alfa	Vitamine E®	Truxal®	chloorprotixeen
tolfenaminezuur	tolfenaminezuur	Tryptizol®	amitriptyline
tolterodine	Detrusitol®	Ubretid®	distigmine
Tolvon®	mianserine	Uft®	tegafur/uracil
Topamax®	topiramaat	Ulcogant®	sucralfaat
topiramaat	Topamax®	Ultacit®	hydrotalciet
Tracleer®	bosentan	urapidil	Ebrantil®
tramadol	Tramagetic®, Tramal®	Urispas®	flavoxaat

5. Synoniemenlijst

Uromitexan®	mercapto-ethaansulfonzuur	Voltaren®	diclofenac
Ursochol®	ursodeoxycholzuur	Witte Kruis Poeder®	paracetamol/coffeine
ursodeoxycholzuur	Ursofalk®	Xagrid®	anagrelide
Ursofalk®	ursodeoxycholzuur	Xanax®	alprazolam
valaciclovir	Zelitrex®	xantinolnicotinaat	Complamin®
Valdispert®	valeriaan	Xatral®	alfuzosine
valeriaan	Valdispert®	Xeloda®	capecitabine
valproinezuur	Orfiril®, Depakine®, Propymal®	Xenazine®	tetrabenazine
		Xenical®	orlistat
valsartan	Diovan®	Yasmin®	ethinylestradiol/drospirenon
valsartan/hydrochloorthiazide	Co-Diovan®	Yasminelle®	ethinylestradiol/drospirenon
Vancocin®	vancomycine	Yomesan®	niclosamide
vancomycine	Vancocin®	Zaditen®	ketotifen
Vascase®	cilazapril	Zafen®	ibuprofen
Vasexten®	barnidipine	zalcitablne	Hivid®
Venlafaxine	Efexor®	Zantac®	ranitidine
Venoruton®	hydroxyethylrutosiden	Zarontin®	ethosuximide
Ventolin®	salbutamol	Zeffix®	lamivudine
Vepesid®	etoposide	Zelitrex®	valaciclovir
verapamil	Isoptin®	zemelen preparaat	Fiberform®
verapamil/trandolapril	Tarka®, Ziaxel®	Zerit®	stavudine
Vermox®	mebendazol	Zestoretic®	lisinopril/hydrochloorthiazide
Vesanoid®	tretinoine	Zestril®	lisinopril
Vesicare®	solifenacine	Ziagen®	abacavir
Viagra®	Sildenafil	Ziaxel®	verapamil/trandolapril
Videx®	didanosine	zidovudine	Retrovir Azt®
vigabatrine	Sabril®	Zinnat®	cefuroxim
Vikela®	levonorgestrel	Zithromax®	azitromycine
Viramune®	nevirapine	Zocor®	simvastatine
Viskaldix®	Pindolol/clopamide	zofenopril	Zofil®, Zopranol®
Viskeen®	pindolol	Zofil®	zofenopril
Vitamine E®	tocoferol DL-Alfa	Zofran®	ondansetron
Vivotif Berna®	buiktyfusvaccin	zolmitriptan	Zomig®
Volcolon®	plantago ovata	Zoloft®	sertraline

zolpidem	Stilnoct®
Zomig®	zolmitriptan
zopiclon	Imovane®
Zopranol®	zofenopril
Zovirax®	aciclovir
zuclopentixol	Cisordinol®
Zumenon®	estradiol
Zyban®	bupropion
Zyloric®	allopurinol
Zymafluor®	natriumfluoride
Zyntabac®	bupropion
Zyprexa®	olanzapine
Zyrtec®	cetirizine
Zyvoxid®	linezolid

Retourformulier handboek enteralia

Opsturen naar Isala klinieken, PB 10400, 8000 GK Zwolle, afdeling klinische farmacie, t.a.v. T.H.M. Heijenbrok

Datum:

Geneesmiddel:

Naam:

Adres:

E-mail adres:

❏ Fout/Verbetering
❏ Aanvulling
❏ Verzoek opnemen nieuw geneesmiddel
❏ Overig:

Betreft:

Toelichting:

Dank u voor uw reactie

GPSR Compliance

The European Union's (EU) General Product Safety Regulation (GPSR) is a set of rules that requires consumer products to be safe and our obligations to ensure this.

If you have any concerns about our products, you can contact us on

ProductSafety@springernature.com

In case Publisher is established outside the EU, the EU authorized representative is:

Springer Nature Customer Service Center GmbH
Europaplatz 3
69115 Heidelberg, Germany

www.ingramcontent.com/pod-product-compliance
Ingram Content Group UK Ltd.
Pitfield, Milton Keynes, MK11 3LW, UK
UKHW021300180426
11947UKWH00015B/937